CURAR EL CÁNCER

Un Ensayo-Novela que te enseña como COMER y PENSAR de una manera antiinflamatoria, para poder restaurar el sistema inmune y tratar las enfermedades degenerativas

GIORGIO BOGONI

ADVERTENCIA

Esta publicación no puede entenderse en ninguna forma como consejo terapéutico, ya que el autor no está legalmente autorizado para hacer sugerencias terapéuticas. El autor se deslinda de cualquier responsabilidad por el uso de la autogestionada información científica contenida en este texto y, por ley, te invita a consultar a tu doctor antes de tomarlo.

INDICE

TIENES CÁNCER

Ya lo había entendido, Doctor.

Fue lo único que pude decir.

Ya lo había entendido: Tenia cáncer.

Me miro con una mirada paternal, casi abatida, pero, a veces, se mostraba serio y severo.

Mire, voy a programar inmediatamente el primer ciclo de terapia.

Nuca debe hacer nada por sí solo, yo me encargare de todo.

Vendrá al pabellón que está en la siguiente puerta, cada dos semanas, 6 veces a la semana, a las 8.00 am, ese día evite comer. Haremos los exámenes de sangre y el tratamiento; podrá irse a casa por la tarde. ¿La próxima semana estaría bien?

Mientras decía esas palabras, como si mi camino o el nuestro camino conocido y altamente transitado por otros, me sentí casi herido en el orgullo.

Indefenso y encarando una enfermedad. Ansioso por saber.

Si, claro, eso es... podría explicármelo mejor, Doctor.

Después de numerosos exámenes, solo puedo verlo hoy y me dice que estoy a punto de empezar la quimioterapia... estoy desorientado, todo está pasando muy rápido.

¿Me recuperare? Y, ¿cuanto tardare?

Me pidió que le escuchara atentamente.

¿Recuerdas ese dolor en tu abdomen del que me hablas cada vez que nos vemos? La tomografía mostró una lesión localizada en una posición en la que es imposible intervenir quirúrgicamente, así que solo nos quedan como opción la quimioterapia y radioterapia.

Hable de tu caso con mis colegas el día de ayer, y todos coincidimos en comenzar un ciclo de quimioterapias. En tu archive no logro encontrar un número familiar de referencia, anota uno, ¿por favor? Así que, ¿jueves estaría bien? De otra forma tengo otro espacio libre el siguiente lunes.

338.2884255, es el nmero de mi primo; no me queda nadie más. jueves, por supuesto, ¿por qué no debería estar bien el jueves? Mi salud está por encima de todo lo demás, cualquier compromiso que pudiera tener para el jueves definitivamente puede esperar. Sin embargo, doctor, quería saber qué me haría. ¿Perderé mi cabello como mi amigo Walter? ¿Y luego cuánto durará esta terapia? ¿Estaré curado después?

El juego se volvió difícil, al igual que su mirada.

¿Qué quieres saber? ¿El nombre del medicamento que utilizaremos en tu caso? ¿Quieres proponer otro? ¿Por qué no me escuchas?

Te dije que comenzaremos con un ciclo de 6 terapias, una cada dos semanas, siempre los jueves. También te dije que te presentaras a las 8.00 am, ¿qué más necesitas saber?

No tengo una bola de cristal y para poder decirte si necesitarás más ciclos, ni cómo reaccionará tu cuerpo al tratamiento y si decidimos usar radioterapia también.

Estás en buenas manos, sé paciente y verás que todo estará bien.

Sí, debo disculparme, pero el hecho es que supe que tenía un tumor hace solo 5 minutos y ahora, casi sin darme cuenta, ya estoy en quimioterapia...

¿No me dijiste que ya habías entendido?

En casos como el tuyo, es muy importante intervenir de manera oportuna.

¿No estás contento de comenzar tu tratamiento de inmediato?

La salud pública funciona muy bien, ¡no tienes idea de cuánto cuesta este medicamento nuevo y ni siquiera tienes que pagarlo!

Hace solo unos años, la gente moría de enfermedades como la tuya, ¿y lo que te preocupa es tu cabello?

Escúchame, que veo muchos casos como el tuyo, así que haz todo lo que te diga y verás que todo estará bien.

Gracias, Doctor, discúlpeme de nuevo.

No he estudiado como usted, pero, antes de irme, déjeme preguntarle una última cosa: si estuviera en mi lugar en este momento, ¿qué haría?

No tienes que hacer nada.

Sólo debes venir aquí en jueves cada dos semanas y confiar en la medicina.

¿O tal vez preferirías ver a un charlatán, de aquellos que terminan en televisión, o que incluso curan con hierbas como en la Edad Media?

No, no me ha entendido.

Lo que estoy preguntando es: ¿Qué haría si estuviera en mi lugar?

De hecho, no, simplemente no te entiendo.

No te he pedido que hagas nada mas allá de ser puntual cuando tengas que venir.

No te he ofrecido dos alternativas entre las cuales escoger porque no tendrías el conocimiento para hacerlo, así que, ¿por qué me preguntas que haría yo si estuviera en tu lugar?

Tiene razón, Doctor, no me dio alternativas, pero aún así tengo una elección: Podría reservarme el derecho de aceptar o no la quimioterapia que está proponiendo y de la cual estoy siendo informado, o pedir una segunda opinión.

Desearia estarle preguntado si usted lo haria si estuviera en mi lugar.

El rostro del Doctor perdió al mismo tiempo su arrogancia y seguridad. Bajo su lapicero y miró a su paciente por u largo tiempo. Después comenzó a hablar.

LA RESPONSABILIDAD DEL CAMBIO

Sr. Mario, mi nombre es George.

¿Puedo llamarle por su nombre?

Claro, Doctor.

Digo, por mí está bien, George…

Bueno, Mario, tengo que decirte que creo empecé con el pie equivocado. En realidad, estoy acostumbrado a recibir pacientes que están asombrados por el oncólogo hasta el punto de no atreverse a hacer preguntas; pero me preguntaste qué haría si estuviera en tu lugar como hombre, recordándome tu derecho a tener más información y la posibilidad sacrosanta de comparar diferentes opciones.

Estas son situaciones a las que no estoy acostumbrado y, sinceramente, trato de evitarlas porque les tengo miedo.

Debes saber que, cuando proyecto seguridad y desapego, solo estoy desempeñando el papel de médico me enseñaron en la escuela. Sin embargo, cada vez me pregunto más que tan correcto es usar la imagen de un médico seguro de sí mismo para ignorar las preguntas de aquellos que, con debida razón, creen ser la primera persona a cargo de su propio cuerpo.

Te agradezco estas palabras, George.

Entiendo completamente que muchos pacientes prefieren dejar a el médico todas las decisiones por miedo a tener que enfrentar el momento en que tendrán que elegir por su cuenta, pero personalmente ni siquiera me parece correcto dejarte esta responsabilidad a ti.

Sabes, de hecho, el Sistema está estructurado para que nadie asuma ninguna responsabilidad, ni siquiera el médico.

Existen pautas específicas que sugieren intervenciones apropiadas y prevén la aplicación de ciertos medicamentos contra un diagnóstico específico, y luego comparamos entre colegas para escoger siempre la "mejor" cura, la que sería indiscutible incluso en el evento desafortunado de que algo salió mal.

De esta manera, la responsabilidad del médico se limita a la fase de diagnóstico y, una vez que se ha establecido la patología, la elección del tratamiento está casi determinada por una especie de Protocolo.

Por lo tanto, existe la "mejor" cura para todos los pacientes con una determinada enfermedad y esta se aplica sin discutir con el paciente los pros y los contras de posibles alternativas: si la pauta sugiere quimioterapia para cierto tumor, no se discute con el paciente la alternativa de radioterapia y para así poder darle una opción.

¿Pero por qué no se hace así?

Si las alternativas son igualmente válidas, tendría sentido para el paciente expresar una preferencia basada en los diferentes y posibles efectos indeseables de los dos tratamientos. Para mí, sería muy molesto, tal vez para alguien más sería insignificante, y viceversa.

¿Quizá falte tiempo para dedicar a cada paciente?

No, habría tiempo para evaluar posibles terapias alternativas durante las entrevistas informativas.

La verdad es que el sistema está estructurado de la mejor manera posible, para satisfacer la demanda de casi todos los pacientes que están acostumbrados a dar a otros la búsqueda de la solución a sus problemas: en la mente de las personas, la política se ocupa de la economía, la policía cuida la seguridad y ¡la medicina cuida la salud!

No me parece que esté tan mal, después de todo, usted es el médico y he acudido a usted para curarme.

Pensando en esto, solo quería obtener más información.

Entonces, tal vez, incluso le pedí un poco más de humanidad en nuestra relación, pero no pensé llegar a ser una parte activa en la elección de la cura.

O, tal vez, estabas implícitamente preguntando si tenía tu recuperación como principal interés y que también abordaría mis pensamientos fuera del ámbito hospitalario.

Sería comprensible que algunos estudios parecen haber demostrado que esta actitud del médico se refleja positivamente en el porcentaje de curación de sus pacientes.

Pero en este punto, quiero darte buenas noticias: eres la única persona a cargo de tu salud.

Y, este hecho, simplemente porque eres la única persona responsable de todos los demás aspectos de su vida: por ejemplo, el de tu economía y también de tu seguridad.

Aquí, hablando de responsabilidad, acabo de devolverte el poder de autocuración. ¿Estás feliz?

¿Autocuración? Pero George, ¿de qué estás hablando?

No, detente un momento. Eres el doctor, y vine a ti porque necesito

La única ayuda que requieres es permitirte comprender que delegar a otros tu curación significa que te pones en sus manos y renuncias a tu poder.

Cada hombre tiene dentro de sí a su mejor doctor: te conoces mejor que nadie y, por lo tanto, eres la única persona que puede saber qué tratamiento es mejor para ti.

Los médicos solo pueden apoyarte, presentándote posibles alternativas, pero eres el único a cargo de tu salud y tienes el deber de estar presente hasta el punto de poder tomar decisiones informadas.

Tu vida está en juego y nada es más valioso que esta, y no puedes permitirte hacer menos que todo lo posible.

No, no, no, yo soy el enfermo y tú eres el Doctor, tú eres la persona que ha estudiado medicina por muchos años y tú debes saber que es lo mejor para curar mi enfermedad.

¿Me estas queriendo decir que cada enfermo de cáncer debe estudiar para tener un diploma y curarse a sí mismo?

No, no quiero toda esta responsabilidad.

Solo le pregunté, según su opinión, si era apropiado pedir otra opinión en busca de posibles alternativas, ¡y ahora me oigo decir que debo tratarme a mí mismo!

Mario, personalmente, ni siquiera creo que debas tratarte; ni por ti ni por otros.

Cuando usas el término "cura", me parece que estás tratando de arreglar una parte de ti que esta fallado.

Casi sintiéndote como una víctima de genes defectuosos heredados al nacer, por la exposición a la contaminación y por el estrés urbano o simplemente por mala suerte. Quizás incluso digno del castigo de Dios.

Para emprender este viaje de curación conmigo, ahora debo pedirte que también asumas toda la responsabilidad por las causas de tu enfermedad.

¡Por supuesto, ahora sé que soy el único a cargo de mi salud y ahora también soy responsable del hecho de que me enfermé!

Ahora, ¿quieres que crea que las causas del cáncer no son los contaminantes, el estrés y la herencia genética?

¿Que realmente no fue mala suerte estar en el 40% de las personas que se enferman durante su vida, pero que simplemente fue mi culpa?

Mario, por amor de Dios, nunca he hablado de culpa, ni me escucharás hablar de lo correcto y lo incorrecto.

Ni siquiera digo que las causas físicas del cáncer no sean las que mencionaste.

Solo te pido que no adoptes el papel de la víctima porque una víctima no tiene el poder de cambiar las cosas mientras tú eres responsable de cambiarlas.

Tu viaje de curación debe ser un viaje a través del cambio porque si continúas comportándote como siempre lo has hecho, obtendrás los mismos resultados de siempre, ¡y no parece que estés tan feliz con los resultados logrados en tu salud!

También debe saber que podrías obtener un cambio a largo plazo simplemente cambiando las creencias dentro de ti y permitiendo que los eventos externos reflejen tu cambio interno, sin atacar al cáncer como si fuera un enemigo.

Tendrás que confiar sobre todo en tus recursos y contar con la primera herramienta de poder, que es el conocimiento; solo actuando en base a ella podrás tomar tus decisiones.

Decidí contarte todo esto simplemente para volver a poner tu salud en tus manos cuando sentí este tipo de apertura en tu platica y me alegro de haberlo hecho.

Ahora, estoy a tu disposición para cualquier duda.

Me complace haber llamado tu atención al aspecto más importante.

Piensa en la vida como un viaje durante el cual te mueves de un lugar a otro, encontrándote en lugares y situaciones perfectas para lo que eres y piensa en ese momento particular de tu vida.

¿Entiendes lo que quiero decir? No te gusta dónde estás ahora, en este estado de enfermedad, ¿verdad? Tus creencias de ayer te han traído aquí para que puedas cambiarlas y evolucionar hacia la nueva persona que podrías ser mañana en un estado de salud perfecta.

¿Quieres decir que, si creo que estoy curado, me recuperaré?

Lamentablemente, no es tan simple.

Has resumido la Teoría del Pensamiento Positivo que cree que puede cambiar la realidad simplemente por media de la fuerza de voluntad.

El problema es que la mente consciente solo controla alrededor del 3% de los pensamientos e, incluso cuando llenas la casa de la memoria con las palabras "Estoy curado", todavía tendrás el 97% del cerebro trabajando en tu contra porque el inconsciente depende de tu sistema de creencias que contiene declaraciones como "El pensamiento positivo es una tontería de la Nueva Era"... ¿comprendes que quise decir cuando estaba hablando de "cambiar las creencias dentro de ti"?

Modificar las creencias, significa cambiar lo que eres.

Pero es pronto para hablar de todo esto: tengo que guiarte en el cambio hacia la curación partiendo de una realidad compartida por nosotros, de lo contrario, no puedes seguirme.

Lo único que quiero que tengas en cuenta es que esta referencia es el concepto de su estado de salud actual, es un momento útil de tu viaje, que es tu vida, algo a lo que atribuirá retroactivamente un significado positivo.

Algo que puedes elegir cambiar en cualquier momento en lugar de un enemigo con el que luchar y temer.

Recuerde que los sabios antiguos explicaron "a lo que resistimos, siempre persiste": al poner tu atención en algo, en realidad se nutre de tu propia energía.

Me está pidiendo un cambio significativo en mi punto de vista pero, si esto me cura, le aseguro que me dejaré guiar en este cambio.

LA VOLUNTAD DE SER CURADO

Nada te curará, pero lo que sugeriré te permitirá ser una persona nueva que se encuentra en un estado de salud perfecta, sin embargo, por ahora, tu simplificación está bien.

Te mencioné todo esto porque es realmente importante; debe saber que todos los pacientes con cáncer que han demostrado lo que nosotros llamamos "remisión espontánea" han pasado por un cambio profundo en la esfera psicoespiritual y en su dieta.

Obviamente, también quieres ser curado, ¿realmente lo quieres?

Estás bromeando, ¿verdad?

Quiero ser curado más que cualquier otra cosa, es mi primer pensamiento al ir a la cama y es lo primero en mi mente cuando me levanto.

Quiero ser curado más que cualquier otra cosa, me quedo dormido con este pensamiento y es lo primero que se me ocurre cuando me despierto.

Te creo, estoy seguro de que tu mente consciente quiere sanar, pero me refería al 97% de ti que es manejado por la mente inconsciente. En el fondo, ¿realmente quieres sanar?

Sabes, para entender esto, hago una sola pregunta a mis pacientes y la respuesta es a menudo una especie de revelación.

Ahora, responde sin pensar con lo primero que te venga a la mente: ¿qué tiene de bueno estar enfermo?

No lo sé. ¿Qué puede tener de bueno tener cáncer?

Ok, no lo sabes, déjame cambiar la pregunta: si lo supieras, ¿cuál seri el aspecto positivo de tu enfermedad?

Bueno, las personas finalmente me prestan atención. Verás, George, debes saber que estoy solo en el mudo, solo me queda un primo... desde que me enferme, he conocido a otras personas que comparten mi problema; me volví amigo de Walter, los domingos usualmente vamos a pescar juntos.

Ahora entiendes lo que digo, Mario?

Tu mente inconsciente, que maneja el 97% de tu cuerpo, está muy feliz de que te enfermaras y no quiere que te recuperes.

Así que, 97% estimula al sistema endocrinológico para producir la sustancia que promueve tu cáncer, 24 horas al día!

Tu ego se gratifica cada vez que vas a pescar con Walter, casi todo tu ser no quiere ser curado solo para no perder esta amistad y tu ni siquiera te das cuenta.

Wow, has abierto mis ojos a algo en lo que nunca había pensado donde inconscientemente estaba alimentando mi enfermedad.

Muchos investigadores afirman que es el mismo mecanismo que desencadena la enfermedad.

Segú ellos, el cáncer es una herramienta para protegerse de un ambiente socio-cultural excesivo que se ha vuelto insostenible para la persona: la enfermedad se desarrolla por la mente subconsciente porque te permite liberarte de la presión del trabajo, así como de las demandas, expectativas y ataques de otros.

La enfermedad inconscientemente satisfice las necesidades que no pueden ser satisfechas conscientemente.

Pero ¿cómo puedo cambiar las ideas de mi mente inconsciente? ¿Cómo puedo reemplazar la creencia "Si estoy enfermo puedo vivir sin sufrir de la soledad" si mi voluntad solo tiene el 3% de poder sobe mi cuerpo?

Existen técnicas para reescribir la creencia depositada en el subconsciente y se llaman Psicologías Energéticas.

La mejor es conocida como EFT (Técnicas de Libertad Emocional) desarrollada por un americano, Gary Craig, y expandida mundialmente. Es una técnica de autoayuda muy simple que puedes aprender por ti mismo solo leyendo los básicos en internet. Es cuestión de dar instrucciones a tu subconsciente mientras estresas a tu cuerpo tocándote las putas de los dedos, usado también en la acupuntura, es muy extraño como procedimiento, pero es extraordinariamente efectivo.

A través de la aceptación de tu enfermedad, te guiaras a un nuevo estado de salud.

¿Me está diciendo que este EFT me permitirá "enseñar" a mi inconsciente que no vale la pena estar enfermo solo por el beneficio secundario de pasar buenos días de pesca con Walter?

Ahora entiendo lo que quisiste decir cuando dijiste que el conocimiento

Me complace poder ayudarte y agrego una sugerencia personal: al hablar con tu inconsciente a través del EFT, pero también como un estado mental diario, recuerda siempre las palabras de la Madre Teresa cuando rechazó la invitación a una manifestación "contra la guerra" respondiendo para invitarla cuando habían organizado una "a favor de la paz". ¡Del mismo modo, para sanar no debes tener "miedo a la muerte" sino la "voluntad de vivir"!

Aprecio la diferencia, pero a veces me preocupa mi salud hasta el punto de tener miedo a morir y el sufrimiento emocional es demasiado fuerte para filosofar sobre el significado que se debe dar a los términos.

Te entiendo y te aconsejo que no dejes que tus sentimientos te abrumen, sino que los dejes ir, entendiendo que "no eres" tus emociones, sino que "las tienes".
El Método Sedona de Hale Dwoskin utiliza precisamente el enfoque de soltar la carga emocional, pero tú, siendo responsable de tu camino de sanación, pero también de tu felicidad, puedes hacer mucho incluso con simples trucos que te ayudan a no identificarte con tus sensaciones: puedes

crear una separación incluso escribiendo en una hoja de papel y evitar sentirte atormentado todo el día al dedicar un momento particular del día en el que experimentes... ¡sufrimiento y desesperación!

Estoy empezando a cambiar la forma en que veo las cosas.
Ahora, ¿podrías explicarme algo sobre mi enfermedad?

Antes de entrar en los aspectos más técnicos, hay otra cosa importante que debe saber: nunca te refieras a la enfermedad que caracteriza este momento de tu vida como "tu" enfermedad.

Al hacer esto, tu ego tiende a reconocer la enfermedad como parte de tu identidad; en este punto será mucho más difícil dejarla ir porque el ego parecerá perder una parte de sí mismo, algo que solía definirte (a menudo como víctima) ante los ojos de los demás.

Siempre he creído que las palabras tienen un poder creativo. Los Evangelios lo sugieren cuando se refieren a "Pensamientos, palabras, obras y omisiones" como el medio por el cual el hombre puede modificar su propia realidad.

La realidad es una potencialidad pura; elegimos lo que

manifestará.

En particular, en lo que respecta al Poder de las Palabras, aprender más sobre Logosíntesis, una técnica desarrollada por un psicoterapeuta holandés, el Dr. Willem Lammers.

Nos permite disolver las estructuras limitantes de energía que hemos construido a través de nuestras experiencias, es absolutamente increíble.

No sé de qué estás hablando, pero me parece obvio que debo tener cuidado con lo que digo.

Quizás sea mejor que me limite a escucharte...

CÁNCER Y TUMORES

Muy bien, de toda esta introducción, quiero que mantengas el concepto de que la vida es una evolución continua y que la enfermedad que te afecta es simplemente parte de esta, aceptándola responsablemente puedes elegir dejarla ir porque has entendido el significado.

Ahora te enseñaré de la manera más simple cómo funciona tu cuerpo para que puedas entender por qué te enfermaste, entonces tu sentido común será la guía que te permitirá decidir cómo comportarte para sanar.

Te ruego que uses términos que pueda entender, siento que este es un paso importante.

Es importante y al mismo tiempo extremadamente simple, como cualquier gran verdad.

El cáncer generalmente se define como un vasto conjunto de más de 150 enfermedades diferentes que tienen en común un desarrollo celular anormal que invade los tejidos, pero esta definición es engañosa porque confunde deliberadamente al cáncer y al tumor.

El cáncer es una enfermedad desarrollada por un estilo de vida incorrecto en el que el cuerpo está expuesto a toxinas y privado de nutrientes necesarios; de lo contrario, un tumor es simplemente un desarrollo celular no controlado, síntoma del cáncer.

¿Entonces, tengo cáncer y lo noté porque desarrollé un leiomiosarcoma en el abdomen?

Exactamente, todas las pruebas a las que te enviamos se realizaron solo para dar un nombre al tumor, un nombre que, aunque resonante, solo te dice dónde se desarrolló la masa del tumor.

La medicina impresiona al paciente con el diagnóstico que no es más que simples etiquetas, por ejemplo, cuando el médico descubre que tiene otitis, no ha hecho más que dar un nombre a lo que ya sabías antes de acudir a él: "Ot" significa oído e "itis" inflamación... duele el oído porque está inflamado.

En el caso de los tumores, la primera parte del nombre

generalmente indica dónde está el tumor, mientras que la segunda es "carcinoma" si se desarrolla a partir de un órgano y "sarcoma" si se desarrolla a partir del tejido conectivo, entonces tienes un "linfoma" si la enfermedad es del sistema linfático, un "melanoma" si afecta la piel y "leucemia" si es del sistema sanguíneo. Con algunas excepciones, eso es todo.

Pero volviendo al cáncer, dijimos que el tumor es solo un síntoma, la luz de advertencia que se enciende para indicar que estás maltratando tu cuerpo.

El cáncer es simplemente un estado de desequilibrio en el cuerpo en el que los sistemas internos, sobrecargados de toxinas y libres de nutrientes, ya no pueden mantener las células sanas.

Espera George, has descuidado todo sobre el aspecto genético... sobre la herencia, muchos de ellos han sido demostrados.

La existencia de una predisposición hereditaria no contradice la definición que acabo de darte: el estado de desequilibrio que he definido como "cáncer" desarrollará más fácilmente uno o más tumores si la herencia genética es menos capaz de corregir una reproducción celular anormal.

En otras palabras, podríamos decir que cualquier gen que predisponga al desarrollo de un tumor es una especie de bomba activada en el cuerpo, pero en realidad es el estilo de vida el que enciende la mecha.

En este sentido, debes saber que la actitud mental es un factor de predisposición aún más importante; los estudios epigenéticos realizados por el Dr. Bruce Lipton han resaltado cómo las creencias en nuestro inconsciente son responsables de si los genes juegan un papel activo o no e, incluso, ¡parecen ser capaces de modificarlos!

Ahora, se cree ampliamente entre los investigadores que la mente del hombre puede cambiar tanto los genes como sus conexiones neuronales.

Por lo tanto, como decía, el cáncer es un estado de profundo desequilibrio en el cuerpo y, agrego, creo que los tumores son la manifestación a través de la cual el cuerpo está tratando de sanar.

Esta verdad es tan grande que puede generalizarse: muchas enfermedades son crisis de un cuerpo autocurativo en el que este último está tratando de deshacerse de los desechos metabólicos de manera poco convencional porque los sistemas excretores están obstruidos.

¿Me estás diciendo que mantuve un estilo de vida insano hasta el punto de que mi cuerpo ya no podía eliminar las toxinas y comencé a acumularlas en una masa en mi abdomen?

No estoy seguro de que haya tanta intencionalidad por parte de su cuerpo en la formación de leiomiosarcoma, sin embargo, no me sorprendería.

El cuerpo muestra una inteligencia extraordinaria: ¿alguna vez te has preguntado por qué a veces un escalofrío nos causa un resfriado y otras no? El cuerpo reacciona al agente externo, en este caso, el resfriado, solo si necesita un resfriado para eliminar toxinas en forma de moco y esputo.

Pero me alimento con una dieta muy saludable y variada, tomo excelentes proteínas de una buena carne y bebo leche para la salud de mis huesos.

Nunca dije que deliberadamente maltrataras tu cuerpo con una dieta incorrecta, desafortunadamente lo hiciste sin saberlo, pero hablaremos de esto más tarde.

Ahora, me gustaría describir de manera más detallada lo que sucedió en tu cuerpo a nivel celular.

El estado general de intoxicación y la desnutrición, pero a menudo también el estado emocional, han excedido un valor umbral que ha llevado a la falta de oxígeno en los tejidos, gracias a un pH corporal ácido demasiado alto.

Las células del cuerpo usan el oxígeno transportado por la sangre para producir la energía que necesitan para sobrevivir a través del proceso de respiración celular y, en ausencia de este recurso, deben elegir entre morir o encontrar una nueva forma de producir energía.

Algunos logran pasar de la respiración a la fermentación: ¡producen energía fermentando azúcar (glucosa) en lugar de quemar oxígeno!

Es así como las células de los tejidos se adaptan a la deficiencia de oxígeno, la hipoxia, pero esto, desafortunadamente, tiende a estabilizarlas en un estado anaeróbico que es difícil de revertir en el que sobreviven sin oxígeno.

¡Fascinante, entonces el mecanismo por el cual se desarrollan los tumores es así de simple! ¿Quién lo descubrió?

Pero ¿por qué la intoxicación reduce el oxígeno transportado a los tejidos? Además, ¿por qué las células no vuelven al modo aeróbico cuando el oxígeno vuelve a estar disponible?

Estas son las investigaciones por las cuales el Dr. Otto Warburg ganó el Premio Nobel en 1930.

Un cuerpo sobrecargado con demasiados alimentos y una dieta rica en sustancias que son difíciles de asimilar agota los tejidos de oxígeno porque el metabolismo se retarda.

Piense también en los glóbulos rojos involucrados en el transporte de desechos de alimentos en lugar de oxígeno y agrega el hecho de que sin respiración aeróbica, la célula ya no genera el dióxido de carbono que se necesita para extraer oxígeno de la hemoglobina.

Y luego la fermentación produce ácido láctico, que el hígado transforma de nuevo en la glucosa utilizada por la célula que sobrevive por fermentación, en resumen, un ciclo vicioso que a menudo termina con la muerte del paciente debido a la caquexia.

¿Caquexia? ¿Qué es eso?

Es el debilitamiento el que literalmente consume a muchos pacientes con cáncer hasta la muerte por algún tipo de infección.

Producir energía a nivel celular a través de la fermentación es mucho menos eficiente que hacerlo a través de la respiración aeróbica: en la respiración, el oxígeno permite quemar poca glucosa y producir mucha energía, pero, en la fermentación, la glucosa se necesita 18 veces más para producir la misma cantidad de energía en ausencia de oxígeno.

En la práctica, los azúcares tomados por el paciente no son suficientes para nutrir los tejidos voraces de glucosa y lo son cada vez menos a medida que aumenta el número de células cancerosas que sobreviven en modo anaeróbico.

Por lo tanto, las células, a falta de reservas de energía, se debilitan y ceden a la presión de los invasores que siempre están presentes en el cuerpo (virus, bacterias, parásitos y hongos) y el paciente a menudo muere debido a alguna enfermedad infecciosa.

Y todo esto solo como resultado de hábitos alimenticios que han obstruido los intestinos, la piel, los riñones y el hígado hasta el punto de que este último ya no puede mantener la sangre limpia, acumulando desechos en las paredes de las venas y arterias hasta que ya no permiten pasar oxígeno y nutrientes para ser absorbidos y llegar a las células.

¿Me preguntaste por qué el proceso no se invierte y las

células no vuelven al modo aeróbico si el oxígeno llegara libremente a los tejidos?

Bueno, dentro de ciertos límites es posible que las células sanas combatan a las enfermas. Es poco probable que este último se corrija en el patrimonio genético modificado, pero, si se restaura su ciclo de vida, serán eliminados naturalmente por la apoptosis, la muerte celular programada.

De hecho, esto es lo que hacen todas las terapias que tienden a equilibrar el cuerpo, pero debemos ver qué tan extenso es el tumor. De hecho, el tumor también utiliza el metabolismo anaeróbico para crecer porque las células privadas de oxígeno emiten señales que estimulan la angiogénesis, la creación de nuevos vasos sanguíneos capaces de suministrar sangre y, por lo tanto, de nutrir la glucosa, las células periféricas vivas del cáncer.

Pero si es sabido que los tumores se alimentan de glucosa, ¿por qué no está absolutamente prohibido que los pacientes coman alimentos que contengan azúcar?

¿Por qué me dijeron que podía comer lo que quisiera?

Quizás no todos comparten la idea de que las células cancerosas sobreviven fermentando azúcar…

No todos comparten esta idea, sin embargo, la verdad es que la mayoría de mis colegas médicos no piensan, simplemente repiten lo que les dicen. Continuarás encontrando galletas dulces en la sala del desayuno del departamento donde se te administrará la quimioterapia hasta que se emita una directiva para prohibirlas, aunque en la habitación contigua los médicos inyectan glucosa radioactiva para buscar tumores con escáneres PET.

En la práctica, buscamos masas de tumores observando dónde el cuerpo este consumiendo una cantidad anormal de azúcar ¡y luego permitimos que los pacientes alimenten directamente aquellos tumores que estamos tratando de reducir con medicamentos!

Wow, tenías razón: con pocos conocimientos simples, mi sentido común me permite comprender qué es lo mejor que se puede hacer.

Te dejaré terminar la plática, pero hay una pregunta que quería hacerte. Primero, me dijiste que mi cuerpo estaba en un estado de intoxicación y que luego desarrolló un tumor para hacer un pequeño vertedero de toxinas que no podía expulsar, y luego me explicaste cómo es la falta de oxígeno, como consecuencia de un cuerpo intoxicado, para mutar las células de sanas a cancerosas.

Pero entonces, ¿por qué me enfermé?

Mario, antes que nada, te repito que no te enfermaste cuando desarrollaste el tumor, lentamente te enfermaste de cáncer, que es un desequilibrio gradual del sistema del cuerpo, y luego lo notaste cuando tu cáncer manifestó un tumor en el abdomen.

En cuanto a tu pregunta, debes comprender que ambas cosas son ciertas, pero son explicaciones de lo que ha sucedido en diferentes interpretaciones.

Tu cuerpo está demasiado intoxicado así que, por definición, tienes cáncer. El tumor se ha desarrollado con la intención de curar, con el mismo poder de autocuración que cura una herida, utilizando la fisiología que caracteriza su estado actual de desequilibrio.

Todo es tan simple y tan bien diseñado que, si podemos restablecer el equilibrio del cuerpo, las condiciones metabólicas que soportan el tumor también desaparecerán, en primer lugar, la falta de oxígeno en los tejidos: en la práctica, dentro de ciertos límites, ¡el tumor desaparecerá como la extinción de una luz de advertencia que nos estaba advirtiendo del estado desequilibrado del cuerpo!

Ahora, estaba pensando que incluso para las otras enfermedades que afectan a la civilización moderna, en primer lugar, las cardiovasculares, la causa siempre es atribuible al estilo de vida y la medicina alivia solo los síntomas sin siquiera pedirnos que cambiemos nuestros comportamientos: nos operan por un tumor y luego continuamos envenenándonos con pesticidas, sometiéndonos a operaciones de derivación y al día siguiente seguimos llenándonos de carnes frías…

Te iba a hablar sobre esto, pero primero quiero resumir con otras palabras todo lo que dijimos hace un momento porque es importante que te quede claro que el cáncer es un estado de desequilibrio en el cuerpo que se manifiesta al desarrollar uno o más tumores.

Los tumores se forman porque el desequilibrio interno crea las condiciones, en primer lugar, la falta de oxigenación de los tejidos que desencadena una degeneración celular que lleva a las células a consumir una gran cantidad de azúcar.

Cuando el cuerpo está en equilibrio, el sistema inmune mantiene esta degeneración celular bajo control al eliminar rápidamente las células anormales antes de que se reproduzcan de manera incontrolada.

No obstante, si mantenemos un estilo de vida que debilita el sistema inmune, las actitudes llamadas "inmunosupresoras" que discutiremos más adelante, este último ya no tiene la fuerza para controlar la degeneración del tejido y desarrolla un tumor ...

El tumor es, por lo tanto, una consecuencia fisiológica del estilo de vida y, al mismo tiempo, un indicador útil que nos advierte que debemos cambiar algo en nuestra vida.

Por lo tanto, curar el cáncer simplemente significa restaurar y mantener el cuerpo en equilibrio, de lo contrario, es posible retroceder un tumor hasta que desaparezca solo si, además de haber eliminado el desequilibrio que fue la causa, la degeneración celular no ha alcanzado las proporciones irreversibles.

Gracias por este resumen.

Ahora también entiendo que las actitudes "inmunosupresoras" son la causa del desarrollo de tumores y que estamos hablando de intoxicaciones. Por ejemplo, de la comida, de la exposición a químicos "cancerígenos" reconocidos (toxinas químicas que se encuentran en productos para la higiene del cuerpo y de la limpieza del medio ambiente, pero también los liberados por los plásticos y el asbesto) y, no olvide mencionar las toxinas emocionales como el estrés, el trauma y la depresión.

A decir verdad, estabas hablando de "intoxicaciones y privaciones de los nutrientes necesarios", pero me prometiste un estudio posterior sobre la desnutrición.

MEDICINA OCCIDENTAL

Tendremos tiempo para investigar cada uno de sus aspectos, pero ahora quiero hablar contigo sobre lo que mencionaste, la forma en que la medicina reacciona en un paciente con un tumor.

No criticaré a sistema de salud ni a mis colegas porque estamos ofreciendo a la masa de la comunidad exactamente lo que se requiere de nosotros por casi todos los pacientes que viven con miedo y no quieren asumir ninguna responsabilidad, pero prefieren verse a sí mismos como víctimas. Tanto de genética y como de agentes externos.

Para el noventa por ciento de las personas como tú, lo mejor que puedo hacer es asumir un papel de salvador, ponerme mi bata blanca de medicina y prescribir un tratamiento que no requiera ningún esfuerzo, ningún cambio en su forma de vida…

Cálmate, George, te recuerdo que estás hablando conmigo, que pertenezco al diez por ciento y ¡estoy decidido a actuar de manera responsable y consciente!

Lo sé Mario, lo sé muy bien, y recuerda que lo que voy a decirte solo se puede leer en las páginas de algunos libros porque ningún médico se atrevería a decírtelo.

Solo quería hacer esta suposición porque creo que es importante, ahora hablaré sobre cómo funciona la medicina, tal como la conocemos aquí en Occidente.

Idealmente, el médico debe curar al paciente restaurando el estado de su salud corporal, a su equilibrio fisiológico natural, de modo que los síntomas del desequilibrio que llevaron a la persona a consultar al médico desaparezcan definitivamente.

Simple, ¿verdad? El cuerpo advierte cuando algo no funciona correctamente al manifestar un síntoma y el médico, a través de un diagnóstico basado en los síntomas, trabaja en las causas y confirma la corrección con su hipótesis cuando el síntoma desaparece.

Simple pero muy difícil de poner en práctica porque la medicina no está a la altura de esta tarea.

Para hacer esto, el médico debe cuidar al paciente hasta el punto de conocer a profundidad su historial personal y tener la experiencia sobre el funcionamiento del cuerpo en su conjunto, pero ningún médico la tiene.

De hecho, la medicina occidental ahora está fragmentada en diferentes especializaciones, y ningún médico tiene el conocimiento ni el tiempo suficientes para implementar algo que se parezca remotamente a esta situación idónea, por lo que se convierte en un objetivo mucho más modesto: eliminar el síntoma.

Al no poder investigar las causas de la enfermedad, el médico se limita a recetar un medicamento que reduce la incomodidad causada por el síntoma. Un poco como si un mecánico apagara la luz roja de advertencia que parpadea en el tablero de tu automóvil en lugar de buscar en el motor la causa real que provocó el parpadeo de esa luz.

En la gran mayoría de los casos, se hace exactamente de esta manera, además de administrar indiscriminadamente una dosis masiva de antibióticos de amplio espectro con la esperanza de matar las bacterias que supuestamente están causando esta enfermedad.

Esto es el noventa por ciento de la práctica médica actual.

De hecho, cuando voy al médico porque tengo fiebre y nariz tapada, simplemente me satisface prescribiéndome medicamentos que eliminan estos dos síntomas: un antipirético para bajar la temperatura y un aerosol nasal para respirar mejor.

Si vuelvo después de unos días porque la fiebre no pasa, entonces me receta un antibiótico genérico que destruye todo dentro de mi cuerpo, con la esperanza de matar a los organismos que causan el aumento de la temperatura.

Entonces, por lo general, me saluda calurosamente y me recomienda comer y beber mucho, incluso si no tengo apetito, para no debilitarme.

Exactamente, ahora explicaré lo que estaba sucediendo dentro de ti y lo que has hecho siguiendo los consejos de tu médico.

Tu cuerpo tiene la maravillosa capacidad de curarse a sí mismo y tu sistema inmunológico ha elevado la temperatura para combatir una infección, a lo que al mismo tiempo ha cedido para expulsar algunos desechos a través del moco nasal.

Por lo tanto, la causa de la enfermedad fue, en última instancia, solo un cuerpo obstruido con desechos metabólicos debido a una alimentación incorrecta y la enfermedad fue una llamada "crisis de autocuración", un proceso por el cual el cuerpo intentaba recuperar su equilibrio.

En lugar de ser paciente y dejar que la curación siguiera su curso, usaste un medicamento para bajar la temperatura y otro para evitar la expulsión de los desechos a través del moco.

En este punto, el cuerpo ya no podía hacer frente a la infección debido a la temperatura y te parecía que "no te curarías" hasta el punto de pensar que debería usar los antibióticos.

Estos han eliminado todas las formas de vida microbiana y la infección se ha resuelto, pero no funciona así por mucho tiempo: el uso indiscriminado de antibióticos continúa multiplicando las cepas bacterianas resistentes y pronto el mundo tendrá que enfrentar nuevamente una emergencia infecciosa.

Lo que hiciste fue anular el intento de tu cuerpo de expulsar el desperdicio de alimentos y ahora estás más atascado que antes.

Para comprender mejor todo esto, los invito amablemente a leer la literatura del Dr. Arnold Ehret.

Además, tu cuerpo había entrado en la fase de desintoxicación y suprimió inteligentemente el estímulo del apetito, porque cuando estás eliminando las toxinas acumuladas, no quiere producir otras al asimilar nuevos alimentos.

Sin embargo, no lo escuchaste y comiste y bebiste a la fuerza, reanudando el proceso digestivo, lo que provocó la acumulación de más desechos y aumentó la masa acuosa de sangre para dificultar el flujo de los productos metabólicos celulares de los desechos del sistema linfático al torrente sanguíneo.

Y entonces, ¿deberíamos sorprendernos por la propagación de alergias, asma e intolerancias alimentarias incluso entre los niños? La práctica pediátrica sigue las mismas pautas, evitando la expulsión de toxinas del cuerpo desde los primeros años de vida.

Y el cuerpo acumula toxinas progresivamente en el interior, y al envejecer, siempre empeora y nos encontramos inexplicablemente sufriendo enfermedades degenerativas, que descartamos como "características de la tercera edad".

George, pero ¿tus colegas están conscientes del daño que están causando a sus pacientes al intervenir en el síntoma sin preguntarse por qué el cuerpo está manifestando esos síntomas?

Mis colegas están absolutamente actuando en buena fe,

pero es una cuestión relacionada con la formación profesional del personal médico. Déjame contarte un poco de historia.

A principios del siglo pasado, las principales escuelas de medicina recibieron el apoyo financiero de las familias ricas que estaban construyendo el mercado naciente de la industria farmacológica, incluidos los Rockefeller y los Carnegies, a cambio de poder participar en la orientación educativa de estos Institutos.

Debido a esto, desde entonces hasta hoy, en las Universidades de Medicina ha prevalecido el enfoque ideológico según el cual es más importante eliminar el síntoma con un medicamento en lugar de buscar las causas de la enfermedad.

Es como el proverbio anglosajón "Una píldora para cada enfermedad", cada enfermedad requiere la píldora adecuada.

¿Entiendes? Esto enseña a aquellos que siguen el camino académico a convertirse en médicos con el único propósito de crear una vasta clientela de pacientes con enfermedades crónicas a quienes les venden drogas por el resto de sus vidas.

Por lo tanto, no es una especie de conspiración mundial que lleva a tantas personas a morir después de una larga enfermedad, simplemente a lo largo de los años, se ha consolidado un modelo de negocio complejo y delicado que debe protegerse a cualquier costo porque su equilibrio no puede permitir ninguna interferencia externa.

Como de costumbre, la verdad es siempre la cosa más simple y comprensible: una ley económica, dictada por los intereses de las multinacionales de medicamentos.

Tienes razón, es tan simple que también es obvio para mí, pero estoy igualmente disgustado porque pensé que la salud no debería estar sujeta a leyes de mercado como estas.

Pero en el campo de la oncología, hay una investigación continua, uno no muere de cáncer como solía pasar, debido al progreso de la medicina que permite una prevención y un tratamiento cada vez más efectivos.

Lamento decepcionarte, pero los éxitos publicitados en la prolongación de la vida promedio de los pacientes con cáncer no se deben a tratamientos que sean más efectivos, sino que están en gran medida relacionados con el hecho de que los avances tecnológicos permiten diagnosticar el cáncer antes.

El resto es una acción de mercadotécnia bien coordinada y destinada exclusivamente a recaudar fondos para investigación.

Las estadísticas están distorsionadas teniendo en cuenta que las personas sobreviven "cinco años después del descubrimiento del tumor", independientemente del hecho de que mueren al día siguiente y excluyen las muertes por infecciones que fueron consecuencia de la enfermedad.

Mario, la verdad es que ¡la tasa de éxito de la medicina en oncología es casi idéntica a la de hace 30 años!

Además, entre el personal de hospitales y compañías farmacéuticas y todas las industrias relacionadas con la oncología, hay más personas que viven en el mercado del cáncer que las que mueren.

Es un negocio inmenso y ya no se puede prescindir de él; hoy, alrededor del 40% de la población mundial desarrolla un tumor en el curso de su vida y no es del interés de nadie que tiene decirle estas cosas al público, que se encontro una cura.

Estamos hablando del segmento más lucrativo de la industria médica, donde cada paciente gasta un promedio de 60,000 euros en botellas de tabletas quimioterapéuticas que le cuestan a la salud pública miles de euros cada una.

Si tienes ideas diferentes, es simplemente porque hecho caso a lo que escriben los periódicos y escuchas la televisión y esto es simplemente una parte que tiene interés en que creas a aquellos que controlan los medios.

Si mañana encuentro una cura para el cáncer, ¿crees que alguien me escucharía?

¿O tal vez que mi tratamiento estaría disponible al público?

Si se lo administrara a mis pacientes, quedaría excluido del Registro de Médicos e incluso se podría crear un escándalo mediático hasta el punto de que una comisión lo evaluara, ¿crees que quizás los resultados que aparecerían en los periódicos probarían que estoy en lo correcto y pondrían a un mercado mundial en mis manos?

¿Crees que me dejarían hacerlo? Sería ingenuo de tu parte pensar eso.

La historia me enseña que no tendría ninguna posibilidad, incluso si miles de pacientes con enfermedades terminales testificaran que estaban curados: este fue el caso con René Caisse y su té de hierbas, para Harry Hoxsey con su extracto de hierbas y para el Dr. Royal Raymond Rife con su maquinaria eléctrica.

Sin embargo, no quiero ser polémico, volvamos a hablar sobre el enfoque del médico sobre la enfermedad y apliquémoslo en el campo de la oncología.

¿Quiere decir que incluso el oncólogo que ataca los síntomas no trata de curar las causas de la enfermedad, tal como un médico general?

El oncólogo es un médico, entrenado por una universidad, controlado por las compañías farmacéuticas y, por lo tanto, hace exactamente lo mismo que su primer colega que trató la fiebre y el resfriado: interviene en los síntomas.

¿Recuerdas que distinguí entre la enfermedad, entendida como un desequilibrio del organismo (cáncer) y sus síntomas (el tumor)?

Bueno, incluso el oncólogo se preocupa exclusivamente por el síntoma, el tumor, sin molestarse en buscar las causas para que puedan eliminarse.

También, confunde el síntoma con la enfermedad afirmando que "el cáncer se ha extendido al cuerpo y ha formado metástasis" y que "el cáncer ha reaparecido años después".

De hecho, sería más fácil y explicable para él si entendiera que el cáncer es el desequilibrio que nunca se ha solucionado y, por lo tanto, ha desarrollado más tumores en varias partes del cuerpo en diferentes momentos.

De esta manera, también encontraría una explicación para la formación de metástasis en lugar de seguir planteando la hipótesis de que las células malignas migran de una parte del cuerpo a otra a través del torrente sanguíneo, sin creérselo él mismo (como lo demuestra el hecho de que el asunto no hace de la donación de sangre un tema controversial), y muta extraordinariamente, adaptándose al tipo de cáncer que va a formar (un nuevo crecimiento en un órgano podría generar un tumor óseo en lugar de una úlcera).

Como siempre, la explicación más simple también es la más efectiva.

Espera, espera, ¿ahora estás cuestionándote si las metástasis son generadas por células cancerosas que se han desprendido del tumor primario y han entrado en la circulación arterial?

En mi opinión, esto se demuestra por el hecho de que el hígado, que filtra la sangre, es a menudo el sitio de metástasis.

He leído que el hígado es tan importante que no se puede desarrollar ninguna enfermedad si el hígado está en buen estado de salud: sirve para metabolizar las grasas, sintetizar proteínas y eliminar sustancias

Ningún investigador ha encontrado una célula cancerosa en la sangre.

En general, creo que es razonable suponer que el cuerpo desarrolla un tumor donde es más débil; podría ser una predisposición genética o seguir una mayor intoxicación local.

Creo que es la explicación más simple.

No obstante, en la localización de tumores en el cuerpo, primario y secundario, considero muy interesante la teoría del Dr. Ryke Geerd Hamer; en el contexto de la conversación que manteníamos, podríamos decir que define un tipo de debilidad "desarrollada después de un trauma emocional".

Hamer afirma haber encontrado en todos los casos clínicos que analizó una correspondencia precisa entre la experiencia previa de un shock traumático y el desarrollo posterior del tumor: la ubicación del tumor está determinada por el tipo de shock inesperado que la persona está experimentando, el shock es el detonador que desencadena la enfermedad.

Toda la teoría de Hamer es digna de atención, según él, el tumor es simplemente la fase final de un proceso sensible en el que el cuerpo se protege a sí mismo y solo es necesario dejar que la naturaleza siga su curso.

Ahora, ¿quieres mi explicación personal de por qué el hígado a menudo se enferma después de que se resulta tener un tumor en alguna otra parte del cuerpo?

Debido a que estás enojado y el hígado es el órgano conectado a la emoción de la ira, la milenaria Medicina China lo enseña y, después de todo, ¿no decimos "corroe al hígado con ira"?

No pienses que estoy bromeando, es completamente posible desde el punto de vista bioquímico: el hígado podría ser el objetivo preferencial de las hormonas producidas por el cerebro cuando siente la emoción de la ira.

La bioquímica funciona de esta manera y a través de estas dinámicas apoya conceptos de nivel superior, como donde la realidad es altamente simbólica, especialmente en la manifestación de enfermedades.

Un buen ejemplo es el caso de ese esposo que desarrolló un tumor en la garganta después de que su esposa lo dejó con las palabras "¡No hay nada más que puedas decirme!"

Lee La Metamedicina de Claudia Rainville y La Terapia Verbal de Gabriella Mereu.

Estoy de acuerdo, George, tu hipótesis es al menos igual de razonable que las otras, pero esta discusión sobre metástasis nos ha distanciado de la plática que estábamos teniendo: en lugar de atacar el tumor, que es solo el síntoma, la medicina debería intervenir en las causas del cáncer ... pero ¿cuáles son las causas de este desequilibrio en el cuerpo?

Has llegado al corazón del problema; el hecho es que las causas del desequilibrio de un sistema tan complejo como el cuerpo humano pueden ser muchas.

Y lo que es peor es que cada paciente tiene un conjunto personal de causas que llevaron a tal desequilibrio que llamamos cáncer.

Por esto, la medicina ni siquiera se atreve a entrar en un proceso que, al no estar estandarizado, se define erróneamente como no científico.

La idea básica es el concepto de "reparar lo que está roto" pero, para hacer esto, necesitamos una fase de diagnóstico que es demasiado personalizada para los estándares hospitalarios actuales.

Permíteme explicarte con un ejemplo: si el Sr. A ya no tiene el cuerpo en equilibrio debido a la falta de cierta vitamina y el Sr. B tiene una intoxicación por mercurio, ¡no sanaré a nadie si sigo una terapia de desintoxicación con el Sr. A y comienzo a administrar vitaminas al Sr. B!

Agrega también, como dije anteriormente, que la causa casi nunca es solo una, y tienes otra buena razón por la cual los médicos ni siquiera se atreven a buscar las causas del cáncer, sino que prefieren afirmar que el cáncer es el tumor, mientras admiten que ni siquiera saben por qué se desarrolló y lo atacan lo mejor que pueden.

Bueno, a menudo pueden hacerlo con éxito: el paraganglioma de Walter se ha reducido en un tercio con dos ciclos de quimioterapia.

Sabes Mario, la verdad es que me siento como un actor de una obra teatral gigante, pagado por hacer su parte sin creérmela, a los ojos del público que aplaude los éxitos de la medicina.

¡Tú y mis otros pacientes son los únicos clientes de estas compañías farmacéuticas, que recaudan los ingresos de la taquilla de esta gran farsa y también logran hacerte creer que te están tratando!

Ha llegado el momento de hablar sobre las tres
herramientas que la medicina utiliza para eliminar o reducir
el tamaño de los tumores: cirugía, quimioterapia y
radioterapia.

CIRUGIA, QUIMIOTERAPIA Y RADIOTERAPIA

Espero que, habiendo llegado hasta aquí, te quede claro que la medicina occidental interviene en el tumor, el síntoma del cáncer, porque no conoce las causas de la enfermedad y, por lo tanto, no puede funcionar de otra manera.

Además, el tumor tiene características bien definidas y, en consecuencia, se presta para el papel de un enemigo al que debemos atacar: ¡el éxito de la terapia se mide en función de cuánto se ha reducido el tamaño del enemigo!

La capacidad de los medicamentos y la radiación para reducir los tumores, por lo tanto, se convierte en el parámetro según el cual los nuevos medicamentos quimioterapéuticos y las radioterapias se incluyen o no en el mercado mundial: se aprueban si su eficacia se demuestra en las pruebas basadas en el hecho de si en el paciente que los tomó, el tumor era más pequeño que el paciente al que no se le dio tratamiento.

Disculpa, George, pensé que un nuevo medicamento era aprobado si se prueba mejor que el mejor medicamento existente en el mercado, no preferible para no someterse a ningún otro tratamiento.

Y luego hay otra cosa que me desconcierta: esta forma de probar nuevos medicamentos, donde requiere que algunos pacientes no estén realmente curados para demostrar la eficacia de un nuevo producto de quimioterapia…

Las cosas pasan exactamente de esta manera y esto permite que las compañías farmacéuticas siempre introduzcan nuevos medicamentos al mercado, pero, si lo deseas, es una forma de proceder que tiene sentido porque le permite tener una gran cantidad de quimio terapeutas que trabajan en base a diferentes ingredientes activos. Y, por lo tanto, si un determinado paciente no responde a un determinado medicamento, el médico puede intentar con otro.

Dije "intentar" porque el paciente cree que el médico sabe lo que está haciendo mientras simplemente está probando los medicamentos que considera más apropiados y, desafortunadamente, la elección entre uno y otro está influenciada por parámetros bastante poco científicos. Tales como las palabras con las que el representante de ventas, con quien se reunió la tarde anterior, promocionó el medicamento promovido, o el impacto de mercadotecnia de la Compañía Farmacéutica que lo produce en el seminario donde el médico participó durante el fin de semana o tal vez ¡una opinión expresada hace unos minutos en la cafetería!

En la cabeza del paciente, el médico elige la medicina basándose en el conocimiento adquirido durante sus años de estudio y después de una larga experiencia, pero, en realidad, las opciones son bastante arbitrarias y dentro del espacio limitado que dejan las pautas de referencia para esa patología específica.

Además, la medicina no es física; no tiene certezas sino solo datos estadísticos.

En física, si dejo caer el bolígrafo, estoy seguro de que la gravedad hará que caiga al suelo.

A diferencia de la medicina, donde el conocimiento sobre el funcionamiento del cuerpo humano es tan limitado y solo se basa en datos estadísticos: solo con la administración de Gemcitabina sabemos que tenemos aproximadamente un 60% de posibilidades de que un leiomiosarcoma responda al tratamiento.

Eso es todo. Y esto es solo porque se ha observado que 6 de cada 10 veces la Gemcitabina reduce los leiomiosarcomas y, por lo tanto, su administración se ha convertido en una práctica, un hecho empírico pero útil.

En cambio, encuentro tu segunda observación, Mario, más interesante.

Las pruebas doble ciego, que nos permiten evaluar la efectividad de los nuevos medicamentos, necesitan que la mitad de los pacientes reciban una solución sin ningún ingrediente activo, a fin de tener una referencia de eficacia en comparación con aquellos que han tomado el nuevo ingrediente activo.

Técnicamente tiene sentido, pero entiendo tu asombro cuando tienes la impresión de que los pacientes son utilizados como conejillos de Indias.

¿Sabías que esta forma de probar la efectividad de un nuevo tratamiento es la razón por la cual algunos científicos que inventaron las llamadas "curas alternativas" se han negado a someter su tratamiento a la validación de la Ciencia?

¡Porque no les pareció ético privar a la mitad a los pacientes del tratamiento!

Creo que se puede llamar el "costo humano" para avanzar en el Método Científico...

Sin embargo, también estaba pensando en otra cosa: ¿resulta tan inútil reducir el tamaño del tumor?

¿Podríamos investigar este aspecto antes de entrar en detalles sobre las técnicas individuales?

Me alegro de que hayas hecho esta pregunta, te lo habría dicho de todos modos.

Cuando describí el tumor como un indicador simple que muestra la presencia de un desequilibrio en el cuerpo, introduje el concepto en un primer nivel, de hecho, las cosas son un poco más complicadas y ahora es el momento de detallarlas mejor.

Es correcto definir el tumor como un síntoma, una manifestación, un indicador de cáncer, pero desafortunadamente, es igualmente cierto que esta manifestación, esta degeneración celular, adquiere progresivamente dimensiones tales hasta llegar a ser una parte activa en el desequilibrio del cuerpo, que fue la causa desde el principio.

¿Recuerdas cuando mencioné los cambios en la producción de energía a nivel celular?

Localmente, donde se forma el tumor, los tejidos también se degeneran genéticamente y las células malignas se niegan a seguir el ciclo de vida natural: nacen, pero no mueren, por lo que forman la masa tumoral.

La presencia de una masa extraña crea un desequilibrio adicional en el cuerpo: utiliza tus reservas energéticas al consumir muchos azúcares y así debilitar el resto del cuerpo, compromete tu pH y requiere la formación de nuevos vasos sanguíneos. a medida que se realizan cambios significativos en la bioquímica hormonal... básicamente, la consecuencia de un desequilibrio, con el tiempo, se convierte en un problema en sí mismo ¡porque refuerza el desequilibrio en sí!

Y luego, a veces, la simple presencia del tumor pone en peligro objetivamente la vida de la persona porque la masa comprime un órgano vital, pone en peligro la funcionalidad o puede bloquear progresivamente un vaso sanguíneo importante.

Sin mencionar la incomodidad física y psicológica que causan algunos tumores: el leiomiosarcoma en tu abdomen ya se ha vuelto molestamente notable cuando tomas ciertas posiciones y pronto psicológicamente, ya no podrás tolerar su presencia.

No, definitivamente: un tumor es el síntoma del cáncer, pero a menudo también se convierte en un problema propio con el que debemos tratar.

Y aquí llegamos a hablar de cirugía, quimioterapia y radioterapia.

Sí, en orden: ¡cortamos, envenenamos y quemamos!

Las tres terapias convencionales altamente tóxicas e inmunosupresoras.

Estadísticamente, no parece que estas técnicas alarguen la vida del paciente mientras que seguramente empeoran la calidad de vida, sin embargo, como acabo de decir, las considero muy útiles para tratar posibles situaciones de emergencia y cuando el tumor ha alcanzado dimensiones que no permiten el reequilibrio del cuerpo debido a su presencia.

Si lo piensas, no es tan extraño porque reducir el síntoma también es útil en otras enfermedades.

Por ejemplo, la fluidificación de la mucosidad, un síntoma de la presencia de la enfermedad definida como "resfriado", por medio de un agente mucolítico como la acetilcisteína, facilita su eliminación del cuerpo, que en última instancia fue la forma de detoxificación requerida cuando estás enfermo.

Lo importante es tener siempre presente la diferencia entre enfermedad y síntoma, para intervenir de acuerdo con lo que el cuerpo necesita, y esta debería ser la tarea del médico.

Pero ahora vamos a las tres famosas prácticas oncológicas occidentales, comencemos con la cirugía.

La cirugía es, sin duda, la práctica más antigua, practicada casi sin cambios durante décadas; es simplemente una cuestión de extirpar el tumor en su totalidad para que ni siquiera una célula tumoral pueda duplicarse y volver a formar la masa eliminada.

Exactamente, el hecho es que la masa tumoral es generada por un tejido del cuerpo y, hasta donde se puede cortar con un bisturí, no hay certeza de haber eliminado todo el volumen porque el cirujano debe decidir arbitrariamente dónde considera que termina y muchas veces no es tan obvio.

Además, si consideramos que la teoría de las metástasis generadas por las células malignas que se separan del tumor principal es la correcta, entonces la cirugía, como una biopsia, somete al paciente a la dispersión potencial de miles de células tumorales.

¿Es por esto por lo que Walter hizo algunos ciclos de quimioterapia después de su cirugía?

Ahora es una práctica común seguir después de la operación con quimioterapia o radioterapia porque se supone que el tumor nunca está lo suficientemente circunscrito hasta el punto de pensar que se extirpó por completo.

¡Casi se cree que puede usar veneno o rayos ardientes "con fines preventivo"!

¿Veneno?

Los medicamentos quimioterapéuticos se encuentran entre los venenos más potentes conocidos por el hombre, tanto que deben ser manipulados y eliminados por personal médico y paramédico siguiendo algunos procedimientos especiales de seguridad.

Además, prácticamente todos son reconocidos como potentes carcinógenos.

El supuesto básico que justifica su uso es que las células

cancerosas son más débiles que las sanas y, por lo tanto, mueren antes que las demás. De hecho, son principalmente las células que se reproducen más rápido las que las aprovechan al máximo porque esta es la "citotoxicidad selectiva" máxima que pueden ofrecer todos los diferentes ingredientes activos quimioterapéuticos. Por supuesto, las células cancerosas sufrirán esto, pero también las de la médula ósea y las del cabello.

En busca de un resultado, tratamos de reducir la masa tumoral administrando lo que se llama "dosis subletal": el máximo que el paciente puede recibir sin morir.

Esta es la razón por la cual se realizan análisis de sangre antes de cualquier quimioterapia, simplemente para evaluar si el cuerpo está en condiciones de soportar otra dosis de veneno.

La frase eufemística "Los exámenes son buenos y la terapia puede seguir" significa "Creemos que puede soportar más veneno, y ahora lo intentaremos".

La quimioterapia es una práctica absurda: en un intento por destruir el síntoma (el tumor), la enfermedad se agrava (cáncer, desequilibrio del cuerpo).

De hecho, las células del Sistema Inmune están entre las

primeras en ser destruidas y esto desencadena una serie de desequilibrios adicionales en todos los sistemas del cuerpo; Además, el cuerpo se ve obligado a utilizar los recursos de los que ya carece para neutralizar el veneno en el torrente sanguíneo, lo que hace que la recuperación del cáncer sea cada vez menos probable.

¿Alguna vez te has preguntado por qué el cuerpo reacciona con náuseas, vómitos y toda una serie de efectos característicos de las intoxicaciones?

¿Quiere decir que el médico está matando al paciente de buena fe?
Sin embargo, en tantos años de quimioterapia utilizada en todo el mundo, ¿cómo es posible que nadie presente ninguna objeción?

Como te expliqué, los medicamentos de quimioterapia son muy caros y las compañías farmacéuticas deben proteger su rentabilidad a toda costa, utilizando el control que tienen sobre el sistema médico.

Además, el daño causado por estos medicamentos es fácilmente ocultable porque en realidad reducen el volumen del tumor y la mayoría de los pacientes muertos por quimioterapia no se muestran a las personas. Cuando el paciente muere de alguna infección o debido a un debilitamiento, luego de la destrucción de su Sistema Inmune, las estadísticas lo cuentan, por ejemplo, como una muerte por neumonía porque, en última instancia, ¡murió de neumonía!

Por supuesto, sucede que algunos pacientes mueren por una sobredosis durante la administración del medicamento, pero incluso en este caso mi colega creerá de alguna manera "que la enfermedad estaba demasiado avanzada y ha dominado, aunque hizo todo lo que pudo e identificó la quimioterapia correcta, como lo demuestra el hecho de que el tumor estaba respondiendo porque se estaba reduciendo".

Sin embargo, incluso los productores de la droga no quieren que el paciente muera, desean que sobreviva a la dosis masiva de veneno y que el tumor se encoja hasta desaparecer; de esta manera, se alabarán por haber curado del cáncer y esperarán a que el cuerpo manifieste un nuevo tumor en alguna otra parte, para venderte una nueva dosis de veneno y esperar que sobrevivas nuevamente esta vez y permanezcas su cliente fiel.

Pero ahora estas siendo realmente cínico, estás exagerando.

Lo siento, me dejé llevar, no obstante, las cosas son exactamente así.

En lo que respecta a la radioterapia, la situación no es diferente: incluso los rayos utilizados son cancerígenos e indiscriminadamente destruyen los tejidos enfermos y sanos.

El efecto probablemente esté más localizado en la parte tratada y el negocio menos rentable como el primero, pero créeme, entre las máquinas y el personal, es realmente significante de todos modos.

De acuerdo, pero limitándonos al aspecto técnico, ¿no crees que hay casos en los que es oportuno utilizar estas técnicas?

Como te dije, hay casos en los que creo que la reducción en el tamaño del tumor es absolutamente necesaria, incluso teniendo en cuenta que solo estamos interviniendo en un síntoma.

Para tumores muy grandes, pero bien circunscritos, estoy a favor de la cirugía, mientras que usaría quimioterapia solo en dosis muy bajas, digamos una décima parte de las habituales. En cambio, encuentro que la radioterapia rara vez se justifica: porque se expone a un riesgo irrazonable para obtener un efecto limitado en el área tratada.

¿Una décima parte de la dosis? ¿Y qué efecto esperas que ocurran en el tumor?

Obviamente, ninguna compañía farmacéutica tiene interés en hacer protocolos conocidos que permitan utilizar una décima parte de su veneno, mientras que ha dado excelentes resultados al combinar una pequeña dosis de quimioterapia con otros métodos menos conocidos o dispositivos especiales.

Por ejemplo, la hipertermia, simplemente calentando el área donde se encuentra el tumor, debilita las células enfermas antes de la quimioterapia. Los debilita porque el calor acelera el metabolismo, en un tejido extremadamente comprimido donde los vasos sanguíneos no pueden dilatarse para dispersar el calor, matándolos de hambre y ahogándolos en sus propios desechos. Además, el calor acelera la reproducción de los glóbulos blancos, al igual que cuando tenemos fiebre.

También es inteligente administrar insulina antes de una dosis muy pequeña de quimioterapia: al recibir la insulina, las células cancerosas privadas de azúcar preparadas para recibirla se alimentan con el medicamento.

Son técnicas practicadas en muy pocos hospitales y desconocidas para el público, la gran mayoría de las estructuras están bajo el control del Sistema Médico, que no tiene interés en estas prácticas.

Increíble.

Todavía no puedo entender cómo la medicina no se da cuenta de que está actuando en la dirección opuesta: en lugar de tratar el cáncer tratando de equilibrar el cuerpo, lo desequilibra aún más al envenenarlo.

Desafortunadamente, la cosa no es tan extraña y siempre está ligada a intereses comerciales.

Me vienen a la mente otros dos casos en los que la Medicina va en la dirección exactamente opuesta a la que llevaría a la sanación y esto porque siempre trata de eliminar el síntoma y mantener al paciente como cliente del Sistema.

Por ejemplo, en adultos diabéticos, se administra insulina para eliminar el síntoma, el azúcar en la sangre, mientras que el cuerpo ha reducido inteligentemente la producción de insulina porque necesita más azúcar en la sangre mientras lucha por llegar a las células porque los vasos sanguíneos están obstruidos con grasa. ¡Una dieta adecuada que se haya prolongado el tiempo suficiente limpiaría esos vasos y curaría al paciente, pero hay un gran interés en el comercio de insulina para los diabéticos!

En el caso del asma, por otro lado, el cuerpo está contrayendo de manera inteligente los bronquios para que haya menos oxígeno en la sangre porque cuando hay escasez de dióxido de carbono en la sangre, el oxígeno no puede pasar de las células sanguíneas rojas a tejidos (efecto Verigo-Bohr). Las técnicas de respiración en una bolsa de papel del Dr. Konstantin Buteyko recuperan del asma, pero hay quienes prefieren vender broncodilatadores que alivian los síntomas y envenenan el cuerpo.

Estas cosas, querido Mario, son muy conocidas, pero están escritas en libros que casi nadie lee y el hombre que se mantiene en la ignorancia se convierte en una víctima de los inteligentes que tienen el control de los sistemas de información masiva.

Como dijiste, debes cuidar responsablemente tu salud en primera persona.

Pero es inmoral que los médicos no reporten esta información.

Ten cuidado, acabas de hablar sobre responsabilidad y luego vuelves a la queja genérica que caracteriza a las personas que sienten que son víctimas de todo y de todos.

¿Ves lo fácil que es volver al patrón de pensamiento al que nos han acostumbrado?

No pierdas tiempo juzgando a los médicos, actúan de buena fe, profesionalmente crecen creyendo que tienen que recetar un medicamento para cada síntoma y pensando que recibirían una alerta inmediata si se encontrase una cura para el cáncer, la diabetes o el asma.

Incluso si se interrogaran mientras nos escuchaban hablar, ¿podrían exponerse a la burla de sus colegas menos inteligentes, tal vez arriesgando sus trabajos o incluso siendo eliminados del registro?

No creas que estoy exagerando, que todos los hombres de ciencia que han encontrado una cura para cualquier enfermedad rentable han sido perseguidos, ridiculizados públicamente y luego aislados; incluso aquellos que pudieron demostrar la validez de su descubrimiento con miles de pacientes curados gracias a ellos.

Tu médico no puede correr este riesgo, solo tu puedes elegir por ti mismo.

Es realmente cierto que al ego le gusta mucho juzgar y quejarse, estaba retrocediendo. Pero ahora quiero saber cómo me puedo recuperar del cáncer, puedes entender mi interés ya que estoy involucrado personalmente.

LAS CAUSAS DEL CÁNCER

Mucho de lo que tendrás que hacer para sanar, bueno, lo descubrirás tú mismo, con tú sentido común, una vez que te haya explicado las causas del cáncer.

Pero antes de hablar sobre esto, quiero asegurarme de que entiendas el último paso.

Aunque en algunos casos raros puede ser necesaria la reducción de la masa tumoral, a menudo la cirugía, la quimioterapia y la radioterapia lo hacen a un precio demasiado alto, al agravar el desequilibrio del organismo que hemos entendido que es la enfermedad en sí y dónde el desarrollo del tumor es solo la consecuencia.

Es triste decirlo, pero el cáncer no es el enemigo: hoy las personas mueren en buena parte por el tratamiento.

Pero tratemos de entender algo más; reconozco las causas del cáncer en tres niveles distintos: el corporal, el mental y el espiritual.

Esto es simplemente porque cada uno de nosotros tiene un cuerpo, una mente y un espíritu, y la enfermedad afecta a la persona como un todo.

En el plano físico, uno se enferma porque el cuerpo se aleja de su equilibrio natural, se alimenta de toxinas y te priva de sustento; esto ocurre con el apoyo de la mente, porque de lo contrario, nadie se enfermaría; y todo esto no es más que el reflejo de un proceso que tiene lugar a nivel espiritual.

George, al presentar el aspecto espiritual me vuelves escéptico.
Solo puedo creer lo que puedo ver, así que no compliques las cosas innecesariamente.

Escucha, nadie nunca ha visto un átomo, sin embargo, no dudas de su existencia.

No obstante, incluso el átomo es simplemente un modelo que sirve para explicar algunos fenómenos físicos y, además, es un modelo que se actualiza con el tiempo: la física cuántica ahora completa la versión que estudiaste en la escuela, caracterizada por un núcleo con una nube de electrones, y el Modelo Ondulatorio para explicar otros fenómenos. La misma realidad científica es menos real de lo que piensas.

Sin embargo, si lo prefieres, puedo explicarte las causas del cáncer limitándome a los niveles del cuerpo y la mente y luego, solo después, para darte algunas ideas sobre el lado espiritual.

Lo hago porque creo que son aspectos útiles para el camino de la curación.

Primero, explique todo de la manera más científica y luego haga todos esos agradables discursos que imagino responden a la pregunta "¿Por qué me pasó a mí?"

Bueno, también puedo responder a esa pregunta limitándome al aspecto físico: tienes cáncer porque maltrataste tu sistema Mente-Cuerpo, eso es todo.

En lugar de alimentar tu mente con pensamientos de amor y alegría, lo sometiste a toxinas emocionales, estrés, trauma y depresión, hasta el punto de que todo esto comprometió su Sistema Inmune, agotándolo por estar permanentemente en un estado de alerta donde debería "pelear o huir".

Toda la conexión psicofisiológica ocurre a través de la comunicación hormonal entre el cerebro y el cuerpo, la producción de cortisol por el cerebro es solo uno de los medios por los cuales la mente ejerce poder sobre el cuerpo, para bien o para mal.

Sin embargo, incluso respecto a tu cuerpo, no lo trataste mejor. Para servir fielmente, simplemente necesitaba el alimento que la naturaleza te había proporcionado, en lugar de eso lo alimentaste con comidas intoxicadas e inadecuadas, llenas de los químicos que comiste y respiraste, como los que se encuentran en los productos de higiene personal y productos de limpieza del hogar que has absorbido a través de tu piel y luego lo expusiste a radiaciones electromagnéticas y radiactividad. Además, tenemos a alguien que incluso disfruta del alcohol, el tabaco y varias drogas recreativas.

No me sorprende que el 40% de la población contraiga cáncer; ¡me sorprende que el 60% no se enferme a pesar de este estilo de vida!

Puedo estar de acuerdo con lo que dices, pero incluso mi vecino come lo que yo como, usa el mismo desodorante y el teléfono celular ... ¡pero él no tiene cáncer!

¿Cómo explicas esto?

No tiene un tumor, tal vez tiene cáncer y podría desarrollar un tumor. Puede, ya que puede que nunca se desarrolle, o tal vez ni siquiera tenga cáncer.

Cada toxina, cualquier deficiencia nutricional, todo lo peligroso a lo que estamos expuestos aumenta nuestra probabilidad de contraer cáncer. Entonces podrías desarrollar un tumor localizado donde el cuerpo tiene una debilidad genética o, como explica el Dr. Hamer, sugerido simbólicamente por el cerebro.

¿Recuerdas cuando te dije que la medicina no es la física de Newton? No hay certezas sino probabilidades.

Pero ¿hay algún examen que pueda determinar si tiene cáncer?

Hay marcadores de riesgo de predisposición genética para desarrollar ciertos tumores, pero creo que estos causan más daño a nivel psicológico: cuando sabes que tienes una debilidad genética para el cáncer de mama, ¿qué haces? Incluso si no eres una de esas personas locas que corren a hacerse una mastectomía doble, aun así, se activan mecanismos mentales dañinos.

Para evaluar la enfermedad en sí, el cáncer, quizás la medida más sensata es la eficiencia del sistema inmunitario.

Una vez pensé que el cáncer se contraía cuando el desequilibrio del organismo era tan grande que nunca podría revertirse, me di cuenta de que los tumores comienzan a desarrollarse para ser destruidos de inmediato por el Sistema Inmune, incluso antes de que hayamos notado su presencia. Por lo tanto, me di cuenta de que el cáncer se cura simplemente al encontrar el equilibrio perdido a través de comportamientos opuestos a los que nos causaron enfermaron en primer lugar.

Por lo tanto, sería correcto decir "Tengo mucho o poco cáncer" basado en si "mi sistema mente-cuerpo está más o menos equilibrado": ¡cuanto mejor sea mi equilibrio, menos cáncer tengo!

Y la probabilidad de desarrollar cáncer está relacionada con la cantidad de cáncer que tengo, localizado de manera coherente con una predisposición genética y con mensajes enviados por el subconsciente que usa el cuerpo de manera simbólica.

Entonces, si yo fuera la mujer mencionada antes, que sabe que sus genes tienen la predisposición de desarrollar fácilmente cáncer de mama... bueno, haría cualquier cosa para "no tener cáncer" que es "tener el cuerpo en equilibrio", para que no haya nada que manifestar a través del síntoma del tumor.

Por lo tanto, prestaría atención sobre todo a lo que pienso y como, porque cada una de mis acciones apoya mi Sistema Inmune o, por el contrario, la enfermedad potencial.

Finalmente, un tumor es el síntoma de un sistema inmune comprometido.

Muy bien, Mario, entiendes el concepto de cáncer como un desequilibrio del cuerpo y el de los mecanismos llamados "inmunosupresores", aquellos que comprometen la eficiencia del sistema inmune y, por lo tanto, favorecen a la enfermedad.

Además, tienes claro que para evitar la aparición de un tumor es suficiente no tener cáncer ni mantener el cuerpo en equilibrio, independientemente de lo que esté escrito en los genes.

Todo esto confirma el hecho de que es el estilo de vida el que permite o no que los genes se expresen, la herencia es un factor de riesgo simple para el desarrollo de tumores si ya se padece cáncer. Este concepto está bien expresado en los libros epigenéticos del Dr. Lipton.

En principio, sin embargo, nunca podría desarrollar un tumor y tener el cuerpo en un profundo desequilibrio, ¿verdad?

Por supuesto, podrías tener el cuerpo en un profundo desequilibrio con un sistema inmune averiado y nunca desarrollar un tumor sino tener varias infecciones virales inmunosupresoras adicionales. En este caso, te dirían que tienes SIDA.

Pero, por definición, ¿no se está enfermo de SIDA si tienes el virus del VIH en la sangre, que es la causa de esta enfermedad?

Sí, por definición, pero incluso el hecho de que el VIH es la causa del SIDA se debate profundamente; sin embargo, no quiero entrar en esa discusión.

Más bien, debes saber que esto también se aplica al cáncer: a lo largo de la historia, varios médicos e investigadores han "descubierto" el microorganismo que lo causa.

La Dra. Virginia Livingston atribuyó la causa del cáncer a una bacteria, los Criptocidas Progenitores, mientras que la Dra. Hulda Clark a un parásito intestinal, Fasciolopsis Buskii, activado por el alcohol isopropílico.

En su lugar, el Dr. Rife identificó un organismo pleomórfico asociado con el cáncer: cultivado por el tejido de una mujer que padece cáncer de seno, lo usó para desarrollar la misma enfermedad en ratones y luego lo encontró nuevamente en la sangre de los ratones. En el cambio del cultivo, este microorganismo mutante se encuentra antes el virus BX, luego el virus BY, luego una bacteria y, en el y, un hongo.

Estos son descubrimientos que se han publicitado menos que el virus del VIH para el SIDA porque la medicina ha respaldado la teoría que imagina que las células solo se vuelven locas sin ningún motivo y, por lo tanto, no está buscando un microorganismo responsable del cáncer.

Personalmente, creo que estos patógenos se desarrollan en un entorno comprometido, pero no son la causa de la degeneración del entorno en sí; seguramente, mantienen y refuerzan el estado alterado, pero no han sido los factores que desencadenaron la degradación.

Sin embargo, estos descubrimientos también son muy interesantes porque al matar a estos invasores, se logra una mejora en la salud del paciente y esto es cierto en muchos casos.

Por ejemplo, el Dr. Tullio Simoncini afirma que la causa del cáncer es un hongo, Candida Albicans, cuando este entra al cuerpo.

Según él, es el hongo, que de hecho se encuentra casi siempre cerca de los tumores, la primera causa, mientras que la medicina afirma que el hongo es un parásito oportunista que se desarrolló ahí porque ha encontrado un entorno ya comprometido.

No sé si los Criptocidas Progenitores, el Fasciolopsis Buskii, los virus BX/BY o los Candida Albicans son las causas del cáncer o si simplemente contribuyen a apoyar el estado de la enfermedad, pero si al eliminarlos obtenemos una mejora, con el cuerpo volviendo al equilibrio y los tumores que se encojen... bueno, puedes entender lo interesante que es tener en cuenta las terapias propuestas por los investigadores que desarrollaron estas teorías.

Pero ¿cómo contraemos estos patógenos? ¿Podemos tratar de evitarlos? Esto sería interesante.

Interesante pero difícil, porque también podrían vivir habitualmente en nuestro cuerpo y ser microzimas, los organismos pleomórficos capaces de cambiar de forma durante su ciclo de vida, y así podrían hibernar en dimensiones casi invisibles durante mucho tiempo para volver a ser peligrosos solo cuando cambiaran las condiciones ambientales, nuestros parámetros fisiológicos cambian.

Sin embargo, lo que importa, como te dije, es que, al

eliminarlos, el paciente se cura y el cuerpo vuelve al equilibrio.

Por ejemplo, la administración simple de bicarbonato de sodio, que es un excelente fungicida, elimina el hongo y ha curado a muchas personas al restaurar primero el equilibrio local en los tejidos tumorales y, después, el equilibrio sistémico de todo el cuerpo.

¿Y crees que al Dr. Simoncini se le atribuyó algún honor especial por este descubrimiento?

Como agradecimiento fue expulsado de la Orden de los Doctores porque usó un producto que no fue aprobado por el Ministerio de Salud y ni siquiera le fue tan mal, ¡el Dr. Hamer incluso terminó en la cárcel por curar a tanta gente!

Del mismo modo, existe una terapia antiparasitaria concebida por el Dr. Clark que utiliza corrientes eléctricas débiles y extractos de plantas y también el Dr. Rife ha desarrollado una máquina que mata microorganismos patógenos emitiendo ondas en resonancia con su frecuencia característica.

Muy bien Mario, pero estábamos hablando de las causas del cáncer y no de posibles terapias, así que déjame hablar ahora sobre el aspecto mental.

Quiero refinar la definición que te di de cáncer como un desequilibrio del cuerpo presentando el papel que juega la mente: personalmente, no creo que podamos contraer cáncer si la mente no tiene una debilidad.

De hecho, la contraparte física de la mente, el cerebro, tiene una notable capacidad bioquímica para reequilibrar el cuerpo, incluso si abusamos de este.

Desafortunadamente, lo contrario también es cierto: en muchos casos, los pacientes son literalmente asesinados por una sentencia de muerte pronunciada por algún colega mío. En un momento en que la mente cree en frases como "solo te quedan 3 meses de vida" porque lo dice una persona en quien el paciente confía, esto se transforma de manera inmediata y a menudo irreversible en una realidad biológica.

Leí un artículo que explicaba cómo el estrés es la primera causa de muerte en nuestra sociedad moderna, incluso si no está incluido en las estadísticas porque sus víctimas mueren de enfermedades cardiovasculares o cáncer.

Y también me parece haber entendido, por lo que me dijiste antes, que el estrés inhibe la funcionalidad del sistema inmune.

Cuando estás estresado, el sistema inmune de todos los animales suspende sus actividades para utilizar todos los recursos del cuerpo para enfrentar la emergencia de un peligro inminente.

La lógica de la naturaleza es inteligente: si un león te persigue amenazadoramente, ¡no tiene mucho sentido que tu cuerpo se preocupe por una pequeña infección bacteriana en tu estómago!

El problema es que el estilo de vida actual nos mantiene bajo un estrés constante, como si el peligro fuera inminente, y esta presión, a la larga, compromete la funcionalidad de nuestro sistema inmunológico.

Piensa en las formas en que los medios de comunicación nos hacen vivir con miedo a través del corte sensacionalista con el que proponen las noticias y sobre cómo la sociedad y la religión nos cultivan sabiamente un sentimiento de culpa por cualquiera de nuestras acciones u omisiones.

El miedo y la culpa están envenenando nuestra mente hasta el punto de que ya ni siquiera podemos pensar con nuestra propia mente y dejamos que otros elijan quiénes son nuestros enemigos.

Justo en estos días, noté en algunas revistas anuncios que resaltan el texto «Visto en la televisión» para validar la calidad del producto, implícitamente esta oración muestra que lo que se dice en la televisión es completamente cierto, bueno y correcto.

Precisamente, me alegra que todavía tengas un poco de conciencia, incluso si no fue la suficiente para evitar que te enfermaras. Lo siento.

Sin embargo, es precisamente a través de la conciencia que uno puede expresar sus sentimientos y, expandiéndolos con imaginación, puede superar el sufrimiento sin negarlo, sino aceptándolo completamente.

¿Cuál es este proceso de aceptar el sufrimiento por medio de la imaginación?

Creo que la imaginación no sirve para escapar de la realidad sino para crearla.

Hablaré sobre el proceso creativo en un momento, en cuanto al proceso de reelaborar un punto de vista negativo a través de un diálogo imaginario, te sugiero la literatura de Esther y Jerry Hicks, quienes han escrito libros durante décadas alrededor del concepto evangélico "Pide y recibirás".

La reelaboración mental nos permite superar tanto el sufrimiento emocional generado por las expectativas incumplidas como el sufrimiento que sigue a la experiencia del cuerpo que llamamos "dolor" porque, incluso en este último caso, podemos decidir cambiar nuestro punto de vista y sentirnos bien con este dolor.

Pero ¿sabes qué es lo más importante para aprender a nivel mental?

El perdón, perdonar a los demás y, sobre todo, perdonarse a uno mismo.

En perdón, puedes leer un artículo muy interesante de Larry Nims, creador de BSFF (una técnica de liberación emocional similar a EFT), pero la implicación importante para nosotros es que cuando no nos perdonamos a nosotros mismos, no estamos reconociendo quien somos realmente y nuestro cuerpo reacciona con la enfermedad.

Sin embargo, como puedes ver, aquí nos estamos moviendo a la siguiente área, así que ahora me escucharás hablar sobre el proceso espiritual fundamental de la enfermedad.

Te escucho, en este aspecto soy un poco parcial, pero te escucharé.

Como te expliqué, eres un cuerpo, una mente y un espíritu.

El problema es que tu mente, tu ego o si prefieres tu personalidad, cree que eres tú y que tienes un cuerpo para tus necesidades, ignorando la presencia del espíritu.

En particular, la mente cree ser en lo que se ha convertido en el curso de su pequeña historia de vida personal, los eventos que ocurrieron desde tu nacimiento hasta hoy.

Todos los problemas del mundo provienen más o menos directamente del hecho de que continuamos persiguiendo las demandas de comodidad de la mente, con sus necesidades de seguridad y tranquilidad, y los deseos del cuerpo, que intenta repetir las experiencias que recuerdan cosas agradables y alejarse de aquellas de las que tiene un recuerdo negativo.

Por lo tanto, tendemos a cerrarnos progresivamente en nuestro sistema de creencias personales, gratificados por el hecho de que nos hace sentir bien, olvidando la existencia del espíritu y viviendo con la mente comprometida en su pasatiempo favorito: simplemente juzgando a los demás y quejándonos de las circunstancias.

La buena noticia es que el espíritu existe y que la vida no se reduce a tratar de repetir las experiencias que ya conocemos, sino que comienza donde termina nuestra zona de confort.

Maravilloso, y ahora que sé que también soy un Espíritu, ¿qué debo hacer?

Nada en absoluto, estás en la Tierra para "ser", no para "hacer", porque eres un "ser humano", no un "hacer humano".

Te invito a un cambio en el nivel de tus creencias, tu nuevo comportamiento seguirá en consecuencia: gradualmente extenderás tu zona de confort.

No entiendo a qué cambio de creencias se refiere.

¿Recuerdas cuando te expliqué que incluso la descripción del átomo es solo un modelo útil para que la física explique algunos fenómenos? ¿Y eso no significa necesariamente que corresponde a una realidad final?

Bueno, concédete un modelo espiritual útil para sentirte bien, adóptalo como una herramienta para recuperarte de tu enfermedad; créelo cada vez más, a partir de su sistema de creencias actual.

Sugiero el que está descrito en los libros de Neale Donald

Walsch, es un escritor estadounidense contemporáneo que ha escrito varios libros muy útiles sobre el camino de la curación que te propongo sigas.

¿Y en qué me aconsejaría Walsch que creyera para mejorar?

En sus libros, Walsch te invita a callar porque Dios te ama, porque eres el Hijo a través del cual está haciendo una experiencia terrenal y, como nunca hay diferencia entre su voluntad y la tuya, Él no tiene motivos para estar descontento contigo o para castigarte.

Solo tienes que tratar de ser y experimentar como eres realmente, el Hijo de Dios que tiene control sobre la realidad que lo rodea.

¿Cómo es esta historia acerca de crear mi propia realidad?

Tu creas tu propia realidad, en orden, por medio de pensamientos, palabras y obras... lo dijiste tú mismo hablando del poder creativo, y tenías razón.

Todas las religiones lo enseñan, tú eres católico, y esta fórmula debería serte familiar.

El concepto tiene raíces esotéricas y recientemente se explicó de una manera extremadamente práctica en los bestsellers de Rhonda Byrne, que ha asumido y simplificado las antiguas lecturas dinámicas de alquimia: el simbolismo de los 22 Ángeles dentro de nosotros que controlan la realidad fuera de nosotros, se remonta a los egipcios y también se encuentra en los 22 arcanos principales del Tarot.

El poder creativo de tu visión está relacionado con el hecho de que Dios siempre dice que sí y, por lo tanto, tu vida se manifiesta exactamente esperas que lo haga: Dios transforma tus pensamientos en eventos e incluso las personas que te rodean se muestran a sí mismos por cómo lo crees, porque a tu inconsciente le gusta estar en lo correcto y, por lo tanto, filtra tu percepción en función de tu sistema de creencias. En consecuencia, crees que la realidad es objetiva, pero, de hecho, vives en un mundo personal tuyo muy poco compartido con otros porque solo ves la imagen que proyectas sobre él. Podríamos decir que todos vemos el mismo mundo, pero no de la misma manera.

En otras palabras, tu vida procede de acuerdo a tus intenciones y, en particular, son los patrones de energía de tus sentimientos los que crean tu realidad y luego, al observar tus sentimientos, puedes comprender lo que estás creando y, si no te gusta, cambia tus sentimientos.

La libertad emocional es precisamente elegir tus propios sentimientos, en lugar de experimentarlos como reacción: al cambiar tus sentimientos, cambias tu vida.

¿Realmente tengo todo este control sobre la realidad que me rodea? Shakespeare viene a la mente cuando afirma que todo el mundo es un escenario y que las personas son los actores.

Todos generamos nuestra realidad compartida; puedes leer a Gregg Braden para comprender cómo la gente antigua ya había entendido el poder creativo para probar sentimientos alineados con sus propios deseos.

Uno de sus libros también habla en particular del poder de la oración, lo recomiendo altamente.

Pero volvamos al pensamiento de Walsch.

En sus libros, revoca el lamento habitual de la mente al invitarnos a ver la perfección en todo, incluso en las acciones de otros que, pueden parecer reprensibles, pero están en cualquier caso alineados con el sistema de creencias de quienes los pusieron en práctica. Y a última instancia, siempre son útiles, porque nos permiten conocer nuestra verdad a través de la experiencia, en un mundo donde no hay una verdad absoluta.

Todos generamos nuestro "Ok, ok, todo es perfecto tal como es" compartido, pero no me parece porque no puedo ver el diseño divino en su conjunto, por lo que solo puedo entenderlo mirando los eventos de mi vida después de muchos años... ¡ya leí este cuento de hadas!

Recuerdo la historia de un monje zen que profesó precisamente que solo había "noticias", no "buenas noticias" o "malas noticias" porque hoy no podemos saber qué resultará ser bueno o malo en el futuro.

Todo esto es muy relajante porque incluso la enfermedad podría llegar a ser algo bueno, pero en este punto, ¿qué debo hacer?

Primero que nada, recuerda que la única razón para "hacer" es "ser": cada una de tus acciones te define mejor para lo que has elegido ser, y esta es la única razón para implementarlo.

No debes aferrarte al resultado, incluso si es algo que hoy parece ser muy importante, como la curación de una enfermedad.

En cambio, concentra tu atención en cómo experimentas la enfermedad, sin la expectativa de curación, y con la absoluta certeza de que "el mundo te esta cuidando", eligiendo los eventos que te serán más útiles.

Vive esta experiencia como un puente hacia "Tú en el futuro, el mejor futuro que puedas imaginar", recordándote que estás teniendo esta experiencia junto con todas las personas que te rodean y que todo lo que piensas, dices y haces es un mensaje para ellos. Es por esto por lo que es importante vivir coherentemente las verdades en las que dices creer.

La vida es un juego que todos jugamos juntos, y debemos jugar responsablemente, como tú y yo estamos haciendo con este diálogo.

Pero ahora estás dándome sugerencias sobre cómo comportarme, mientras prometiste hablarme sobre las causas espirituales del cáncer.

Tienes razón, Mario, pero fue necesario hacer algunas suposiciones y, considerando donde están las cosas ahora, me pareció natural ayudarte a ver una práctica conductual adecuada.

Anticipo que lo que te voy a decir puede sonar extraño, pero esto es consecuencia del hecho de que estamos experimentando un período histórico en el que el desarrollo tecnológico oscurece el aspecto espiritual.

Primero debes saber que cada evento importante de tu vida, especialmente una enfermedad que amenaza la misma, no es más que una solicitud de cambio.

Me gusta la imagen de tu Ser Superior, tal vez incluso representada en el Cielo Superior, viéndote caminar sobre la faz de la Tierra sin hacer nada importante: estudiar, trabajar, casarte, criar hijos, cambiar de auto, tener vacaciones…

George, espera un momento, ¿dijiste, "nada importante"?

Precisamente, dije "nada importante".

Si crees que la vida solo tiene que ver con estas cosas, te recuerdo que la vida te dará exactamente lo que esperas... ¡solamente estas cosas!

Incluyendo un cuerpo desgarrado, tarde en la vida, como probablemente lo esperas. ¡Alguien incluso llegó a afirmar que había muerto solo porque creen que deben morir porque nos han enseñado que todos los seres humanos somos mortales!

Pero no quería especular sobre esto, así que déjame terminar.

Dije que tu Ser Superior te mira, comprometido

completamente a seguir tu mente y tu cuerpo, y un día decide dejarte pasar al siguiente nivel, solo para darle sentido a tu vida, que estabas desperdiciando.

Sí, al igual que en un videojuego: por medio de un evento más o menos traumático, por ejemplo, una enfermedad importante, te invita a subir de nivel. Para saborear la experiencia de la vida con mayor profundidad y conciencia.

Si prefieres, puedo darle este papel a Dios, no importa, pero lo cierto es que se enfrentaras a esta prueba solo cuando estés listo para enfrentarla: cuando el estudiante esté listo, el maestro llegará.

Por lo tanto, ten la seguridad de que estás listo para enfrentar el cáncer con las herramientas que ya tienes y que Dios te proporciona continuamente, incluido este diálogo.

En un nivel espiritual, tu enfermedad es una necesidad: lo único que te puede pasar en este momento.

Bueno, no. Esto no lo dejaré pasar.

¿Cómo explicas a los niños muy pequeños que tienen cáncer?

¿Qué conciencia podrían tener de una enfermedad?

Te agradezco la pregunta, habría hablado contigo muy

pronto acerca de esto de todos modos.

Te estaba explicando que la enfermedad siempre es una necesidad, pero no necesariamente tiene que reflejar la necesidad del paciente mismo.

Para responder a su pregunta: un niño de 2 años con un tumor cerebral podría satisfacer la necesidad de tal experiencia por parte de sus padres.

No te apresures a juzgar un evento como injusto sin saber nada sobre las energías que lo determinaron y las consecuencias que tendrá en el futuro.

¿Pero de qué energías estás hablando?

¿Alguna vez has sentido el aire pesado al entrar a una habitación?

¿Nunca has pensado que lo que llamas "sensaciones" no son más que percepciones con una especie de "sexto sentido"?

Hay energías desconocidas para la ciencia solo porque todavía no se han construido instrumentos de medición para detectarlas, energías que el cuerpo humano puede percibir.

El amor y el odio que sientes determinan un campo de

fuerza, tus expectativas vibran con cierta frecuencia, los entornos preservan los recuerdos del pasado y cada uno de nosotros lleva consigo un museo personal de estructuras de energía... estamos literalmente inmersos en una gran cantidad de campos que influyen en nosotros profundamente.

Es fácil decir que estos campos existen y que son desconocidos porque no se pueden medir.
¿Pero cómo puedo creerte?

Escucha, se pueden medir diferentes tipos de energías, pero técnicamente no existe realmente ningún campo de energía.

Todos los campos son solo abstracciones, útiles para explicar los fenómenos físicos.

Permíteme darte un ejemplo: el campo gravitacional es solo un modelo que sirve para explicar el hecho de que los objetos se atraen entre sí, pero no tiene realidad.

Observando que los objetos se atraen entre sí, los científicos inventan un campo que les es útil para predecir, por ejemplo, el movimiento de los planetas o el tiempo que tarda una manzana en caer al suelo.

Estoy haciendo lo mismo ahora: observando que percibes

algunas sensaciones, presento la existencia de un campo de energía para darles una explicación.

No tienes que creerme simplemente porque no estoy diciendo que el campo "existe", los campos de los que estoy hablando solo son conceptuales.

Pero en particular, ¿a qué campos de energía se refería cuando me dio el ejemplo del niño pequeño que estaba enfermo?

Como en la Medicina Energética el cuerpo humano es visto como un conjunto de campos de energía que interactúan entre sí y que esta energía ha sido reconocida hace miles de años como Fuerza Vital, Chi o Prana; también hay campos individuales, familiares, de personas y de razas enteras de campos de energía.

De hecho, creo que cada característica que determina cualquier subconjunto de la población mundial tiene su propio campo distintivo. ¿Puedes sentir la presencia histórica del campo definido por los judíos?

Estos campos no son conceptualmente diferentes de los definidos como "péndulos" por el ex físico ruso Vadim Zeland: están constituidos por la energía de cada persona cuando se orienta en la misma dirección, y luego viven una realidad propia, pero sin voluntad.

Si lo prefieres, incluso podrías verlos como expresiones del inconsciente colectivo expresado en los arquetipos, tan queridos por Carl Gustav Jung, no hace ninguna diferencia.

El ejemplo del primer hijo podría ser objeto de un análisis interesante a través de una constelación familiar.

Es un tipo de representación, a menudo realizada por un psicólogo, durante la cual los participantes ingresan al campo de energía que caracteriza una situación relacional entre las personas para comprenderla mejor, pero también para resolverla. En mi opinión, ¡el aspecto extraordinario de este es precisamente el propósito terapéutico!

George, no entendí nada. ¿Qué es una constelación familiar?

Este no es el contexto apropiado para entrar en detalles, pero no te sorprendas tanto, Freud argumentó que no vivimos, sino que "somos vividos por fuerzas desconocidas para nosotros".

Lee los libros de Bert Hellinger, Anne Ancelin Schützenberger y Gérard Athias o incluso ten una experiencia de primera mano al participar en un grupo.

Digamos que el niño puede haber estado enfermo para

permitir que uno de los padres replique una experiencia de la cual no había encontrado la expresión correcta entre uno de sus antepasados.

Algo enérgicamente dejado incompleto en el árbol genealógico y que afirmaba encontrar forma a través de una enfermedad.

Sé que todo esto parece increíble, para mí se ha vuelto comprensible cuando me quedó claro que esta herencia energética no es conceptualmente diferente de la herencia genética ampliamente reconocida.

Exclusivamente limitado al individuo, el ganador del Premio Nobel Dr. Linus Pauling incluso ha desarrollado una teoría energética sobre las causas del cáncer, complementaria a la viral.

Maldición, te dije que el aspecto espiritual me haría escéptico.

Eres tú quien quería hablar sobre los campos de energía; Solo quería que entendieras que cuando Dios da tu consentimiento para tu decisión de desarrollar cáncer, haciéndolo por medio del cuerpo y la mente, él tiene absoluta confianza en tu capacidad para lidiar con la enfermedad.

Y, repito, esto no tiene nada que ver con la sanación, sino con el crecimiento espiritual que la experiencia de esta enfermedad te ofrece, y este es el único objetivo.

Oírte hablar de esta manera me hace reír porque estoy pensando en el hecho de que un precioso diamante se forma a partir de un pedazo de carbón común sometido a altas presiones en el fondo de la Tierra, entonces tal vez sea cierto que toda la presión que esta enfermedad está causándome me hará una mejor persona.

CURACIÓN DEL CÁNCER

Ya te estás convirtiendo en una mejor persona en este momento.

Ahora quiero hablarte sobre el enfoque holístico con el que te sugiero que emprendas tu viaje de sanación.

Una vez más, debo señalar que lo considero un viaje "a través de" la curación psicoespiritual y física, en lugar de "hacia" la curación como si fuera un objetivo.

Hasta ahora es importante que tengas claro que tu espíritu te ha dado la oportunidad de crecer a través de esta enfermedad porque era lo mejor para ti en ese momento, habiendo reconocido el estado de desequilibrio, la intoxicación y la privación, en los que has traído tu sistema mente-cuerpo mediante el libre albedrío que tienes.

Primero debe aclarar lo que quiere decir con "enfoque holístico".

Se trata de considerar el sistema cuerpo-mente-espíritu en

conjunto con la ayuda de una guía de referencia única, capaz de comprender su dinámica. Exactamente lo contrario de lo que la medicina usa para tratar diferentes enfermedades a través de médicos altamente especializados que terminan recetando medicamentos que comprometen el equilibrio de algo tratado por un colega... en una cadena interminable de ajustes. ¡Como si continuáramos jalando una manta que no es lo suficientemente grande!

Entiendo, pero ¿dónde encuentro a un experto de estos?

Y, sobre todo, ¿cómo puedo ponerme en sus manos confiadamente?

Todos los días escuchamos a los tramposos que se aprovechan de la debilidad de las personas enfermas.

Además, con toda probabilidad, esa persona ni siquiera es un médico, porque si lo fuera, no podría mantener su posición por mucho tiempo…

Escucha, Mario, has hecho algunas consideraciones razonables, pero aún te encuentras donde te han puesto aquellos que se benefician del hecho de que vives con miedo.

Las noticias en los periódicos y en la televisión que hablan de charlatanes desenmascarados se generalizan solo para asustarte, no digo que no existan tales personas, pero se podría decir que tampoco se hacen públicos como tales: lo que se transmite por en los medios, lo hacen quienes tienen interés en difundir esas noticias y quienes las financian no tienen nada que ver con la verdad.

No necesitas a nadie de todos modos; tienes suficientes ideas que surgieron de esta plática para comenzar a tomar información y evaluar críticamente lo que te dicen los médicos.

Te aseguro que, dedicándote incluso solo tiempo parcial, en menos de un mes sabrás más sobre tu enfermedad que tu propio oncólogo. Y, sobre todo, te beneficiarás de una mentalidad abierta que se te ha impedido por como se ve el camino que seguiste, y esto puedo garantizarte que realmente marcará una diferencia.

Y si eliges ser guiado por alguien para acelerar tu camino de crecimiento porque crees que esta decisión es apropiada ... bueno, mi consejo es evaluar a esa persona por su capacidad de respuesta a tus expectativas: la persona adecuada para ti no lo será para tu amigo Walter y viceversa. Es posible que necesites más libertad y tal vez Walter más información, o viceversa.

Como consejo general, solo te pido tengas cuidado con aquellos que intentan hacerte un cliente a largo plazo arreglando una gran cantidad de sesiones; me parece correcto que un experto capaz de dirigirte por el camino correcto sea evaluado al menos tanto como un médico especializado, pero en mi opinión, debe limitarse a responder tus preguntas para facilitar tu crecimiento personal, no reemplazando a tu médico escribiendo respuestas y encontrando soluciones.

También podrías descubrir a esta figura en tu pastor o en tu vecino anciano; a veces las respuestas están donde nunca supimos buscarlas.

Muy bien, una vez más estoy perdido. Ahora, también me das la responsabilidad de encontrar a alguien que pueda ayudarme.

Te dije exactamente lo contrario: no lo necesitas.

Te invito solo a permanecer abierto a la posibilidad de conocer a alguien que te apoye, respondiendo a todas las dudas que nacerán en tus pensamientos durante este proceso de cambio.

Si decides hacer una búsqueda activa de una persona que te binde apoyo, entonces esta es tu elección.

Está bien, George, está bien.

Entonces, como estás aquí, quiero preguntarte qué principios "holísticos" opera esta "Medicina Alternativa" y cómo puede descubrir las causas del desequilibrio de mi cuerpo.

El enfoque "holístico" no se traduce en principios para descubrir las causas del desequilibrio, esto aplica en todos los pacientes, por la sencilla razón de que cada paciente desarrolló la enfermedad como el punto final de un viaje extremadamente personal y él debe proceder de una manera igualmente personal.

Y es precisamente sobre esta base que la Medicina Alternativa funciona, mientras que los médicos continúan buscando una solución estandarizada para el cáncer, un procedimiento que erradica la enfermedad del cuerpo, sin preguntar las razones por las cuales el mismo cuerpo la generó.

A diferencia de mis colegas que intentan atacar el tumor con sustancias tóxicas en el hospital, me parece más razonable eliminar las causas que lo manifestaron con el objetivo de una regresión espontánea.

Pensé que la regresión espontánea era un fenómeno milagroso, ¡muy raro porque era digna de la intervención de la Virgen María!

Nada está más lejos de la verdad.

Las regresiones espontáneas de los tumores están a la orden del día, simplemente no se anuncian porque a menudo son el resultado de terapias no convencionales con las que la medicina prefiere no tener nada que ver y, por lo tanto, elige ignorarlas.

La voz del paciente individual no tiene posibilidad de ser amplificada por los periódicos y la televisión, subsidiada por una industria farmacéutica, que no tiene interés en difundir estas historias. De hecho, en la web se multiplican los sitios que desacreditan deliberadamente las terapias que, en cambio, han demostrado ser exitosas, con el pretexto de proteger a la población contra los charlatanes.

Y, si la tenacidad de algunos pacientes pudiera encontrar un eco, aun así, se terminaría de la forma habitual: diciendo que hubo un error de diagnóstico y la persona nunca estuvo enferma o la curación milagrosa debe ser atribuida a tratamientos convencionales anteriores que han tenido un efecto retardado.

En cambio, piensa en lo útil que sería un estudio sistemático de casos de regresión espontánea, para determinar la matriz común y desarrollar nuevas terapias a partir de estas bases estadísticas... sí, ¡qué valioso sería estudiar el efecto placebo!

¿Efecto placebo? ¿Qué es eso?

El efecto placebo es cuando mi paciente se cura por el simple hecho de hacerle creer que le di un medicamento muy efectivo, mientras que solo le di agua con color.

Algunos estudios han mostrado resultados casi idénticos entre realizar una cirugía de rodilla realizada y una cirugía simplemente simulada en la cual solamente la piel se ve afectada para hacer que el paciente crea que ha sido operado... ¡el poder de la mente!

La medicina sabe esto muy bien, hasta el punto en que lo utiliza sistemáticamente cuando tiene que aprobar nuevos medicamentos, pero increíblemente no lo reconoce como una herramienta terapéutica, sino que lo usa cuando le conviene para explicar la efectividad de alguna terapia no reconocida.

Estamos verdaderamente dispuestos a creer, y sin objeciones, a lo que nos digan quienes llevan una bata blanca de médico, ¡los nuevos sacerdotes de la era tecnológica!

Ahora estás siendo crítico.

Explícame cómo es posible obtener un efecto a partir de nada, lo encuentro increíble.

Si lo piensas, en realidad no lo es tanto: el placebo, la medicina falsa, activa el mecanismo de autocuración del cuerpo al darle a la mente una excusa para permitir al cuerpo que se cure. La mente está bloqueada por la creencia de que el cuerpo puede recuperarse de un resfriado, pero no del cáncer y, por lo tanto, no permite que el cuerpo establezca sus mecanismos naturales de reparación.

Podemos decir que, al usar un placebo, todo el trabajo lo hace el sistema de creencias, el cuerpo se limita a seguir las nuevas indicaciones de la mente y producir el resultado bioquímico.

En general, cualquier patrón de pensamiento que realmente se cree durante el tiempo suficiente modifica la fisiología del cerebro, que en sí misma actúa sobre el cuerpo.

Además, esto también explica que tan importante es mantener una percepción positiva de los eventos que experimentamos porque, de hecho, no sufrimos las consecuencias de los eventos en sí sino del valor que les atribuimos, después de haberlos filtrado a través de nuestro sistema de creencias personal.

Respecto a esto, Walter me dijo que "Un Curso en Milagros" enseña que las cosas y los eventos no tienen sentido en sí mismos.
Gracias por explicarme cómo funciona el efecto placebo. Estaba empezando a creer que era una forma trivial de engañar al paciente.

La realidad siempre manifiesta lo que creemos y es el espejo simbólico de la mente. Podríamos decir que la realidad, y por lo tanto una enfermedad, son lo que pensamos que son.

A nivel colectivo, también me gusta pensar en el mundo como un conjunto de creencias actualmente compartidas por la población, ¡es una imagen muy poderosa!

Ahora quiero darte algunas útiles indicaciones para restablecer el balance de tu cuerpo, mente y espíritu; con la esperanza de que ya hayas cambiado lo suficiente como para aceptar esta realidad, confío en el hecho de que puede parecerte sentido común.

Es importante que amplíes progresivamente tu visión

acerca del mundo para aceptar lo que hoy crees realmente imposible porque ninguna intervención puede ser efectiva si no la reconoces, ¡los milagros solo pueden sucederle a quienes creen en ellos!

Voy a ofrecerte un cambio extenuante en tu estilo de vida a través de hábitos alimenticios nuevos y saludables, pero también de comportamiento y en la forma de pensar y ver la vida.

El objetivo es que tu mente inconsciente se empape y todo esto se convierta en una nueva realidad, sin limitarte a la comprensión tradicional de la mente consciente, y esto es posible solo a través del tiempo, repetición y motivación dictada por la inspiración y la pasión, y no del miedo.

La recompensa a tu tenacidad serán los nuevos ojos a través de los cuales verás el mundo y luego llegaras a entender que la enfermedad era solo un medio, te aseguro que el hecho de que tu cuerpo se cure o no será mucho menos importante de aquello que te darás cuenta de que has ganado.

En resumen, me estás enseñando a cambiar para aprender a vivir y no a sobrevivir.

Te escucho, George, estoy escuchando.

COMO BALANCEAR EL CUERPO

Comenzaré a hablarte acerca del cuerpo porque ha manifestado la enfermedad y, al obtener los primeros resultados en términos de bienestar, te sentirás más motivado para seguir el camino del cambio.

Un cuerpo sano se regula y repara a sí mismo.

Casi nunca se enferma y, en tales casos, se cura de cualquier enfermedad: esto es lo mismo para una gripe o para una herida y, obviamente, también para todos los casos de cáncer.

Es un hecho bien conocido, que, en un cuerpo equilibrado, el sistema inmune suprime muchas células cancerosas todos los días y, para que entiendas el alcance de este trabajo, solo piensa en cuándo tomas medicamentos para inhibir las funciones del sistema inmune para evitar el rechazo de un órgano trasplantado. Una masa tumoral que normalmente llevaría muchos años desarrollar se puede crear en solo unos días.

Entonces, querido Mario, para recuperar el equilibrio de tu cuerpo, simplemente debes comportarte de acuerdo a la naturaleza, con actitudes opuestas a las que te llevaron a desarrollar la enfermedad: desnutrición, vida sedentaria, envenenamiento por contaminación y estrés.

Recuerdo que mi abuela sugirió que pensara en mi cuerpo como un jardín: antes de plantar las semillas y cuidarlas, tendría que limpiar la tierra de piedras y enriquecerla con estiércol.

Es una imagen muy hermosa: eliminar piedras significa desintoxicarse de las sustancias que se han acumulado en tu cuerpo y enriquecer se refiere a una buena nutrición a través de la cual das al cuerpo todo lo que este necesita.

Y todo esto lo puedes hacer con una nutrición adecuada, actividad física moderada y un poco de actividades saludables al aire libre.

De hecho, la nutrición es la principal herramienta que tienes disponible para nutrir tu cuerpo, pero también para ayudarlo a deshacerse de los desechos metabólicos que ha acumulado a lo largo de los años, el ejercicio te ayudará a estimular tu sistema inmune y las actividades al aire libre te proveeran del sol y oxígeno, los elementos vitales de los que tanto tiempo has privado a tu cuerpo.

Pero tu colega a quien le pregunté si podía comer lo que quisiera, me dijo que a mi tipo de sarcoma no le afecta el tracto digestivo y, por lo tanto, lo que hubiera comido antes no habría tenido ningún efecto en el curso de la enfermedad.

Ahora me dices que una gran parte del trabajo de reequilibrio del cuerpo debe hacerse a través de la nutrición... ¡Ya no sé qué pensar!

Desafortunadamente, los doctores no saben absolutamente nada sobre nutrición simplemente porque no se les enseña durante su carrera. Te recuerdo que los temas estudiados fueron aquellos planeados por las Industrias Farmacéuticas que subsidiaron a las escuelas con el interés de vender sus medicamentos, y no para asegurar que el paciente use los alimentos como medicina.

De hecho, al pedir consejos alimenticios a un colega mío, con toda probabilidad obtendrás clichés perfectos como "come una variedad de alimentos sin demasiados azúcares, grasas y alimentos fritos"; palabras que no reflejan una preparación nutricional y pronunciadas por una persona que tiene menos experiencia culinaria que una ama de casa promedio.

Por otro lado, la nutrición juega un papel fundamental en la restauración de tu estado de salud: no cura nada, pero estimula la capacidad del cuerpo para curarse a sí mismo, restaurando el equilibrio correcto del organismo. Podríamos decir que le ofrece al cuerpo la oportunidad de curarse a sí mismo.

Además, es indiscutible que, al alimentarse adecuadamente, el paciente con cáncer mejora la calidad, pero también la esperanza de vida, por la sencilla razón de que generalmente muere debilitado por desnutrición o abrumado por una infección que no fue curada por el sistema inmune que también era demasiado débil.

Un paciente bien alimentado tiene todos los recursos para manejar mejor el curso de su enfermedad y la esperanza de una curación completa.

Me recordó a las palabras de Hipócrates, el médico griego fundador indiscutible de la medicina, cuya declaración más famosa es "La comida es tu medicina".

Hipócrates también enseñó a tratar a la persona en lugar de a la enfermedad y a tomar decisiones terapéuticas dando prioridad a no dañar el organismo. Encuentro que todas estas son palabras de gran sabiduría y me disgusta el hecho de que mis colegas no las recuerdan cuándo recetan drogas y tratamientos.

Históricamente, el cambio de mentalidad en el campo médico ha seguido el concepto de un patógeno como un invasor desde el exterior, introducido por Louis Pasteur en la segunda mitad del siglo XIX. Se dice que solo en su lecho de muerte, el gran biólogo reconoció inútilmente su error y admitió que la responsabilidad de la enfermedad es siempre del ambiente que la cultiva.

Incluso en el caso del cáncer, atacar las células cancerosas con otras toxinas, sin cambiar el balance del cuerpo que ha hecho posible su desarrollo, solo significa asegurar una futura recurrencia de la enfermedad con mayor violencia.

Sin embargo, si todo es tan simple, ¿Por qué el Sistema Médico no cambia?

No es para nada simple; el sistema está extremadamente estructurado y congelado por varios intereses económicos.

Además, las empresas de la industria alimentaria, al invertir durante mucho tiempo en el consumidor final a través de campañas publicitarias cada vez más persuasivas, han desarrollado en él un apego emocional real a los alimentos, junto con el uso de sustancias químicas como el MSG, que crean una verdadera adicción.

Una gran parte de la población ahora parece estar "viviendo para comer" en lugar de "comer para vivir".

Algunos de mis pacientes, a quienes les sugerí que siguieran una dieta más saludable, respondieron que "no valían la pena" porque preferían vivir un poco menos, pero "disfrutar de los placeres de la mesa".

La verdad es que consideran que es un placer abusar de alimentos inadecuados para el ser humano y que les duele aprender a comer adecuadamente porque no tienen la paciencia para controlarse a fin de apreciar los beneficios de lo que sugiero.

Reconozco que el atractivo de la grasa y el azúcar tiene raíces biológicas, ligadas a cuando nuestros antepasados tuvieron que aprovechar su rara disponibilidad y que desde la infancia nos hemos acostumbrado a asociarlo con premios y celebraciones, pero debemos darnos cuenta de que la comida de hoy mata más que todas las drogas juntas.

George, ¿no crees que estás exagerando cuando hablas de "alimentos que no son aptos para el consumo humano"?

El hombre es un animal omnívoro y no veo una razón por la que no debería alimentarse de todo lo que encuentra en el supermercado.

La próxima vez que estés en la mesa haz un experimento: acomodala como si tuvieras un invitado y en su lugar coloque una olla donde pondrás cada plato de comida que comas, coloca la tapa en la olla y caliéntalo todo a la temperatura de tu estómago (37 °C). Al día siguiente, huele lo que tienes en tu cuerpo.

¿Alguna vez te has preguntado por qué la putrefacción de las verduras crudas no huele? ¿Por qué huele bien un bosque, a pesar de las hojas en descomposición?

Escúchame, lo entenderás fácilmente.

En primer lugar, la mayor parte de lo que se vende como comida, simplemente lo parece físicamente, pero no lo es, porque es muy rico en calorías, pero no proporciona ningún nutriente. Los procesos utilizados para extender la vida útil de los productos en los estantes, de hecho, privan a los alimentos de los nutrientes, elementos y oxígeno, porque estos acelerarían su deterioro.

De hecho, los alimentos se privan de todo lo que pueda interesar a una bacteria o moho, de modo que no sean atacados y permanezcan sin cambios durante el mayor tiempo posible, pero si ningún microorganismo está interesado en ese producto, ¿por qué crees que las células de tu cuerpo lo están?

¿Quieres una regla simple y fácil de recordar? Si un alimento no se pudre ni germina, ¡tíralo!

En cuanto al hecho de que el hombre es un animal omnívoro, lamento contradecirte, pero simplemente este no es el caso. El hombre es vegetariano por naturaleza: no tiene los dientes correctos para rasgar la carne que caracteriza a los carnívoros y la longitud de su tracto digestivo es el de los animales que se alimentan de vegetales, extendidos hasta el punto en que la carne que pasa a través de este tiene tiempo para la putrefacción y sus toxinas de ser absorbidas por el intestino.

Si observamos a los gorilas en el bosque, idénticos a nosotros con respecto al tracto digestivo y en perfecta salud, descubrimos que se alimentan de frutas con un 10-15% de contribuciones carnívoras y sin consumir granos, cereales o alimentos con almidón.

Traducido a los humanos, esta dieta significaría el 80-85% de las verduras crudas, viviendo en un clima cálido durante todo el año y exponiéndose al sol.

Ciertamente, el hombre en parte se ha acostumbrado a una nutrición deficiente y puede alimentarse durante mucho tiempo con un poco de todo, a menudo sin consecuencias graves. En cierto punto, sin embargo, el cuerpo ya no puede soportar todo esto, entonces comienzan las intolerancias a algunos alimentos y después de eso, las enfermedades "características de la vejez" aparecen.

Me entristece enormemente escuchar que mis pacientes consideran que una serie de pequeñas dolencias son algo normal; el cuerpo humano es una máquina perfecta que nunca debería enfermarse.

Sin embargo, nunca es demasiado tarde para comenzar a comer adecuadamente: casi todos mis pacientes que han superado definitivamente una enfermedad importante también se han vuelto vegetarianos y a menudo comen alimentos crudos.

Refiriéndome a esta última opción, puedo citar las palabras de un Evangelio apócrifo: "No coman nada que haya sido destruido por fuego, escarcha o agua, porque los alimentos cocinados, congelados o podridos quemarán, congelarán y pudrirán sus cuerpos.".

Tú, como todos, siempre has creído en lo que se te ha repetido el tiempo suficiente para convertirse en una realidad para ti, al establecerlo en tu inconsciente. De hecho, es a través de la repetición de estos mensajes que la industria ganadera y lechera ha asegurado a sus clientes.

No estoy sugiriendo que te vuelvas vegetariano sino vegano; esto también significa renunciar a la leche y sus derivados, prácticamente a todas las proteínas animales.

El mayor estudio sobre nutrición llamado "The China Study", dirigido por Colin Campbell, probablemente el especialista en nutrición más acreditado del mundo no deja dudas: todas las enfermedades están invariablemente correlacionadas con el consumo de proteínas animales.

Cáncer, enfermedades cardiocirculatorias, diabetes... todo lo que vemos propagarse en la sociedad moderna se atribuye al consumo de proteínas animales más allá de un cierto consumo mínimo.

Las sustancias peligrosas que el cuerpo cubre con moco o acumula en la grasa para cancelar su toxicidad... ¿Entiendes que la obesidad no es un problema sino la solución adoptada por el cuerpo para resolver el problema? Además, ¿comprendes lo arriesgado que es disolver rápidamente una gran cantidad de grasa corporal que libera toxinas acumuladas sin que los sistemas excretores tengan tiempo de deshacerse de ellas?

En cambio, las personas continúan sometidas indiscriminadamente a dietas bajas en calorías que también les dan la sensación de hambre, ¡lo que desencadena un proceso que sugiere al cuerpo acumular aún más grasa tan pronto como estén disponibles nuevamente!

Estabas hablando de una cantidad mínima, por lo que aceptas que se necesita un poco de carne y leche...

No, con una buena salud, tu cuerpo puede tolerar un poco

de carne y leche sin enfermarse, pero no los necesita en absoluto: en las verduras, existen todas las sustancias necesarias para el cuerpo, con la excepción de la vitamina B12, la cual, por otro lado, solo necesitas ocasionalmente.

En cuanto a la leche y el queso, que entiendo que te gustan mucho, debes saber que contienen caseína, una proteína que estos estudios han demostrado ser extremadamente dañina.

Pero no esperes que esto se anuncie en televisión, dado el retorno económico de la industria láctea y el poder que tiene sobre los medios.

¿Estás diciéndome que está mal incluso considerando el hecho de que la leche es buena para los huesos y previene la osteoporosis?

No debo decírtelo, los estudios científicos lo demuestran: en los países donde se consume más leche, se encuentra la mayor tasa de osteoporosis. Es una realidad que es poco publicitada y fácilmente verificable por cualquiera.

Pareciera que el calcio que contiene la leche no se absorbe, como el contenido en las verduras, por otro lado, la cadena tiende a acidificar el cuerpo hasta el punto de que el cuerpo para mantener el pH de la sangre a 7.35, debe neutralizar esta acidez usando el calcio de los huesos y, así, haciéndolos más frágil.

Algunos investigadores también afirman que el calcio de los vasos sanguíneos también es usado y que, en consecuencia, el cuerpo lo reemplaza inteligentemente con colesterol ... ¡alarmando a un médico que intentará reducir este valor con algunos medicamentos!

Sin embargo, la verdad es que estas son solo teorías porque sabemos muy poco y lo único seguro es que nunca debemos permitirnos intervenir químicamente para modificar lo que el cuerpo ha decidido corregir.

Perdón si te interrumpo, pero no me queda claro lo que acabas de decir sobre el pH.

El pH es un parámetro fisiológico extremadamente importante, muchos investigadores coinciden en que todas las enfermedades degenerativas se desencadenan a partir de un pH corporal demasiado bajo o demasiado ácido.

En este sentido, definitivamente debería leer el libro del Dr. Robert O. Young, quien explica cómo un pH demasiado ácido corroe los tejidos, reduciendo drásticamente el oxígeno disponible para las células a través de la sangre, llevándolas a la muerte o mutando su respiración a una anaeróbica.

Pareciera que solo un aumento de 0.15 en el pH del cuerpo aumenta la absorción de oxígeno celular hasta en un 60%.

Entonces, resumiendo, podríamos decir que las claves para el bienestar son un sistema inmunológico eficiente, un pH corporal equilibrado y las células de los tejidos debidamente oxigenadas.
¿Pero cómo puedo lograr todo esto?

Un cuerpo sano solo necesita una alimentación moderada y apropiada y alguna actividad física realizada al aire libre a diario. Esto permite deshacerse de la mayoría de los venenos a los que inevitablemente estamos expuestos.

Si, en cambio, la fisiología del cuerpo se ha degenerado hasta un estado de desequilibrio, se vuelve absolutamente necesario evitar la exposición a cualquier toxina y desintoxicase de las ya absorbidas mediante la introducción de acciones nutricionales correctivas: nada en particular, es simplemente enriquecer el organismo con dosis excepcionales de las sustancias, de las que fue privado para ayudarlo a restaurar sus funciones vitales normales. Una vez más, mi consejo está basado en simple sentido común.

Por lo tanto, un estilo de vida saludable también es la actitud básica por adoptar si ya se está enfermo, de hecho, me parece muy sensato.

Pero ¿cómo puede la medicina ignorar el papel de la nutrición en la cura del cáncer?

Sugiero cambiar de médico a cada paciente al que se le dice que la nutrición no importa, nuestro cuerpo es en definitiva lo que comemos.

En cuanto a la actitud de la medicina... bueno, me parece realmente triste: ha llegado a admitir que una dieta rica en frutas y verduras reduce el riesgo de contraer cáncer y solo lo deja ahí, pero no puede reconocer que este régimen alimentario también tiene otras funciones terapéuticas porque debe proteger los intereses económicos de las multinacionales de medicina.

Noté que incluso en la manzana en rodajas de McDonalds se indica que, al comerla, se está consumiendo una de las cinco porciones diarias de frutas y verduras recomendadas en una dieta saludable.

Recientemente, también se ha vuelto a hablar en la televisión y los periódicos sobre la reducción del consumo de carne.

Tiene razón cuando afirma que, al menos en términos de prevención, las indicaciones van en una dirección específica, pero ¿podría darme

Lo haré con gusto, siempre que no se conviertan en una clase de "órden médica"; por todo lo que hemos dicho hasta ahora, espero que este claro que sería contraproducente transformar mi consejo en otra prescripción médica.

Desde mi punto de vista, el ser humano debe comer casi exclusivamente vegetales crudos, que varían según la temporada, pero siempre escogiendo las de mejores cualidades y prefiriendo aquellos con colores más interesantes porque son más ricos en nutrientes.

Para no alimentar las células tumorales y las infecciones fúngicas que suprimen el sistema inmune, el paciente con cáncer debe abstenerse de todo lo que sea azucarado y, por lo tanto, limitarse a las verduras.

Para complementar esta dieta, creo que solo son necesarias legumbres y semillas; en particular, aquellas que simplemente brotan porque poseen una fuerza vital extraordinaria.

Por razones sobre las que no tengo tiempo de profundizar, no recomiendo la soya ni sus derivados.

Como puedes entender, me gusta pensar que aún podemos

disfrutar de todo lo que queremos comer en pequeñas porciones de nuestra comida, una especie de gratificación de sabor que todos valoramos.

Sin embargo, para la mayor parte de la dieta, es importante atenerse a lo que te acabo de decir, teniendo cuidado de reemplazar el paradigma mental generalizado de "Quiero, pero no puedo" con el paradigma mucho más poderoso de "Puedo, pero no quiero ".

Debe ser una búsqueda de alimentos saludables, no una renuncia a los dañinos.

¿Eso es todo?

¿Su consejo se reduce a comer, principalmente y en la medida de lo posible, vegetales crudos, legumbres germinadas, semillas y frutas de temporada?

¿Ninguna indicación acerca de la calidad y la cantidad de los micronutrientes?

Toda la comida, fresca y cruda, contienen mucho más que las sustancias individuales que conocemos, y, sobre todo, las combina en acciones sinérgicas aún desconocidas para nosotros.

En otras palabras, la naturaleza ha puesto en una manzana

nutrientes biodisponibles que son completamente diferentes, útiles para el cuerpo humano, solo algunos de los cuales son conocidos y cuyos efectos combinados no conocemos en absoluto.

Cocinar frutas y verduras priva a estos alimentos de la mayoría de las sustancias útiles para nuestro cuerpo, en primer lugar, las enzimas que son inmediatamente destruidos por la luz y la temperatura.

Las enzimas se usan para digerir los alimentos y, para este propósito, también son producidos por nuestro cuerpo.

Si comemos frutas y verduras crudas, tomamos enzimas a través de los alimentos y, aquellas que no se usan para la digestión, terminan directamente en el torrente sanguíneo y apoyan la funcionalidad de nuestro sistema inmune, atacando el recubrimiento de proteínas de las células cancerosas que no permiten que estas sean reconocidas como un cuerpo extraño. Es una teoría que se remonta a 1888, en la base de todas las terapias metabólicas que utilizan enzimas digestivos de proteínas.

Si, de lo contrario, siempre comemos alimentos "muertos" que ni siquiera contienen las enzimas para la auto digestión, el cuerpo debe continuar usando los producidos internamente por el páncreas, terminando con las reservas agotadas y luego, al acabarse estos recursos, comienzan las enfermedades causadas por la acumulación de proteínas no digeridas.

De acuerdo con el Dr. William Donald Kelley y, antes que él, el Dr. John Beard, el cáncer es una consecuencia directa de la presencia de proteínas no digeridas en el cuerpo que hace que la linfa sea menos fluida y, por lo tanto, menos capaz de mantener el espacio intercelular limpio del desperdicio metabólico de las células.

Piénsalo bien, basándote en estas bases teóricas, el Dr. Edward Howell definió el número de enzimas presentes en el cuerpo como la medida de la energía vital de las personas.

Pero entonces mi abuela estaba equivocada porque cuando estaba enfermo ¡me daba de comer solo manzanas cocidas!
Necesita a nutrientes porque estaba en cama y tenía que recuperarme de la gripe ¡y ella me dio algo que no me nutrió en absoluto!

No, Mario, tu abuela hizo muy bien, pero aún no lo entiendes porque sigues creyendo que el cuerpo necesita más comida para recuperarse y lo contrario a esto es cierto.

Las manzanas cocidas no alimentan, ni proporcionan vitaminas, y es exactamente lo que necesitas para recuperarte de una enfermedad. Una especie de ayuno.

Las fases graves de las enfermedades sirven para limpiar el cuerpo de los desechos acumulados en su interior, que pueden ser cristaloides (los ácidos unidos al calcio tomado de los huesos) o coloidales (como moco, flema y pus), y, por lo tanto, primero se curan evitando tomar más alimentos: comprometer al cuerpo a digerir y metabolizar nuevos nutrientes significa inhibir el proceso de curación que está ocurriendo.

Al comer y suprimir por la fuerza los síntomas con medicamentos, se impide que el cuerpo se limpie y, en consecuencia, se desarrollan problemas crónicos como alergias, bronquitis, asma, trastornos visuales y de crecimiento... y eventualmente también enfermedades degenerativas como el cáncer.

Entonces, el ayuno terapéutico es un procedimiento extremadamente sensible.

Creo que el ayuno es sensible durante la fase aguda de una enfermedad, pero que también debe ponerse en práctica periódicamente, tal vez una vez por semana para purificar.

Incluso acostumbrarse a comer solo una vez al día tiene sentido, es una especie de "ayuno diario de 24 horas".

Las personas saludables no deben preocuparse de comer muy poco: el Evangelio Esenio de la Paz afirma que el ser humano necesita la cantidad de comida que se puede contener en un tazón, que corresponde aproximadamente a la capacidad del estómago, y la mayoría de las personas en el mundo no come más que esto.

Solo puedo aconsejar que reduzcas gradualmente la cantidad de alimentos que tu cuerpo consume: los ayunos drásticos y repentinos pueden desencadenar un proceso de purificación muy violento porque drena una gran cantidad de toxinas en la sangre, que los órganos excretores, generalmente el hígado y los riñones, no logran controlar y se crean enfermedades fuertes que son confundidas con una nutrición insuficiente.

Además, al matar de hambre a cualquier parásito presente en el cuerpo, se corre el riesgo de que estos se alimenten de los órganos en los que se albergan, pero este es un tema en el que prefiero no entrar.

La verdad es que la cantidad de alimentos mata tanto como

la mala calidad en los mismos: en los países industrializados, uno se enferma por el exceso de alimentos, y no se muere de hambre.

Sin embargo, en tu caso, como en el de todos los pacientes que padecen enfermedades degenerativas, no recomiendo el ayuno de inmediato, porque especialmente lo que necesitas es reequilibrar tu cuerpo y no creo que sea apropiado someterlo al trabajo realizado por la purificación y activado por el ayuno.

Después de todo, la experiencia ha demostrado que los ayunos en realidad reducen los tumores, pero que estos inmediatamente comienzan a crecer de nuevo tan pronto como vuelves a comer.

En cambio, mantén la dieta sin ninguna proteína animal como base, lo cual le recomiendo a todos y enriquécela con suplementos que puedan compensar todas las deficiencias que llevaron al desequilibrio.

Entonces está a favor de los suplementos alimenticios.

He escuchado opiniones contradictorias sobre los beneficios potenciales de tomar píldoras y vitaminas en tabletas.

Como te expliqué, creo que un cuerpo saludable y

alimentado apropiadamente no necesita ninguna integración, en el límite encuentro útil aumentar la cantidad de nutrientes que se toman simplemente comiendo una mayor cantidad de frutas y verduras.

Y esto puede lograrse fácilmente convirtiéndolos en líquido utilizando un exprimidor eléctrico o manual, siendo preferible el segundo ya que el rotor de la centrífuga del eléctrico se calienta, destruyendo las enzimas e incorpora una gran cantidad de oxígeno en el movimiento de remolino, que deteriora el jugo acelerando la descomposición.

Beber jugo de frutas y de verduras en lugar de comerlos también tiene la ventaja de no involucrar al cuerpo en la fase digestiva, que siempre es costosa en términos de energía, sino de ingerir un alimento que puede asimilar el intestino directamente.

Sin embargo, como dije, tu que padeces cáncer necesitas una cantidad de nutrientes que sea muy superior y, por lo tanto, difícil de satisfacer solo con alimentos.

Muchos de mis colegas no entienden que las RDA, las indicaciones sobre la cantidad de vitaminas recomendadas todos los días, son válidas para una persona sana, mientras que el paciente con cáncer necesita muchas más.

Sin embargo, las llamadas "dosis terapéuticas" van más allá de las necesidades del paciente, porque se administran con la intención de curar.

Para darte un ejemplo, si es verdad que la dosis diaria recomendada de vitamina C es 0.06 g/día, se estima que la dosis necesaria para un paciente con cáncer sometido a quimioterapia es entre 3-5 g/día, mientras que la dosis terapéutica puede ser de 10-15 g/día. Antes de impresionarte con esos números, debes saber que se ha demostrado que la vitamina C no tiene efectos secundarios y se administra diariamente durante años en la vena a una dosis de 100 g/día!

¿Significa que puedo curarme tomando suplementos vitamínicos o que el cáncer es una deficiencia en vitaminas?

Las vitaminas no curan tu cáncer, pero son necesarias para apoyar a la fuerza curativa que reside dentro de ti, ya que son muy útiles para ayudar al cuerpo a recuperar el equilibrio.

En cuanto al hecho de que el cáncer es una deficiencia de vitaminas... bueno, habiéndolo definido como un desequilibrio metabólico del cuerpo, en algunos casos también podría deberse a una deficiencia de vitaminas, en la hipótesis de que las vitaminas son necesarias para el ciclo de vida célula normal que debería terminar en apoptosis, la muerte programada.

Hay personas que creen, según los estudios del Dr. Ernest T. Krebs, que la causa del cáncer es una deficiencia de cierta vitamina B17 (también conocida como amigdalina o laetrile), y que se puede curar simplemente tomándola en grandes cantidades.

Esto ni siquiera sería tan sorprendente: después de todo, durante décadas los médicos buscaron el virus que mató a los marineros que enfermaron con escorbuto, solo para descubrir que no existía porque el escorbuto era consecuencia de la insuficiencia de vitamina C, que los marineros no obtenían por mucho tiempo.

Muchas personas se han recuperado del cáncer y han visto desaparecer cánceres al comer semillas amargas, incluido el muy rico albaricoque B17 y los granos de manzana, hasta el punto de que las autoridades de la salud se han tomado la molestia de declarar esta sustancia como ilegal, pero no creo que este tratamiento pueda ser estandarizado.

En este sentido, aún puedes leer el caso de Jason Vale y la literatura del periodista Edward Griffin.

Como ya dije, la cura del cáncer debe individualizarse corrigiendo las causas del desequilibrio en el cuerpo del paciente; para algunos, puede ser la falta de una sustancia, para otros puede ser la exposición a una toxina.

Sí, me lo dijo. Pero también mencionó que no es tan fácil descubrir la causa del desequilibrio del organismo.

De hecho, sin más estudios sobre el caso individual, sugiero una intervención con un amplio espectro de multivitaminas enriquecidas con sales minerales, mucha vitamina C, coenzima Q10 y al menos selenio y niacina. El betacaroteno de mi preferencia se toma a través de un consumo considerable de zanahorias crudas.

Los efectos antioxidantes de la vitamina C, que es excelente sobre todo si se está expuesto a la acción oxidante de la radioterapia que destruye las células al privarlas de los electrones, también se encuentra en el té verde.

Luego debe prestarse especial atención a los ácidos grasos omega-3 "buenos", cuya primera fuente se encuentra en el aceite de linaza, combinado con las proteínas adecuadas, pero para hablar sobre eso, tendría que hablarte sobre los libros de la Dra. Johanna Budwig, vale tanto la pena tomarla como referencia.

En resumen, estas son las indicaciones generales sobre lo que nunca debería faltar en el paciente con cáncer en términos de integración alimentaria.

Además, todas las terapias nutricionales para el tratamiento del cáncer no mencionan nada diferente: una base vegetariana cruda, enriquecida con suplementos específicos.

Lee los libros de Max Gerson y su hija Charlotte, te sorprenderás del potencial de una dieta como esta, que, entre otras cosas, tiene el poder de aumentar los valores de potasio al reducir los de sodio, siempre presente en exceso en pacientes con cáncer y en la persona promedio de esta civilización moderna en general.

No debería sorprender que la terapia de Gerson, administrada para el cáncer, a menudo también trate diabetes, artritis y enfermedades cardíacas simultáneamente.

Sorprendentemente, la posición oficial de la medicina afirma que una dieta puede mejorar la calidad de vida y reducir el riesgo de desarrollar un tumor, pero esto no tiene valor terapéutico.

¿Sabe que le pregunté a uno de sus colegas si los complementos

Las compañías farmacéuticas ven el mercado de suplementos como un competidor y difunden información en revistas científicas para que los propios médicos consideren estos suplementos inútiles y, en consecuencia, se desacrediten ante los ojos del paciente.

La estrategia funciona: justo ayer escuché como le decían a un paciente sometido a quimioterapia que no tomara vitamina C porque esta también protegería a las células cancerosas de los efectos de los medicamentos, mientras que varios estudios, comenzando por los controversiales del Dr. Pauling, han destacado cómo la acción antioxidante de la vitamina C protege las células sanas y al mismo tiempo lleva a cabo una acción destructiva sobre las células enfermas, ya que estas la absorben en cantidades muy grandes al intercambiar la molécula por la glucosa.

Además, parece que ya existe un proyecto legislativo mundial llamado "Codex Alimentarius" que, con la excusa habitual de proteger a la población, prohíbe la venta de suplementos con dosis superiores a la dosis diaria recomendada, eliminando así cualquier posible efecto terapéutico de estos.

Los enemigos públicos del futuro cercano serán los suplementos, como hoy lo es el azúcar. Este último, aunque ciertamente es dañino (es una droga adictiva y que activa la insulina, la hormona que produce grasa corporal) todavía se combate sin criterios: por ejemplo, sin prestarle la misma atención a los carbohidratos, que el cuerpo transforma inmediatamente en azúcares.

En cualquier caso, no creas que las compañías que operan en el sector de suplementos son mejores que las que comparten el mercado de medicamentos: he visto todo lo que se vende y como se prometen efectos milagrosos, ¡incluso las verduras liofilizadas en cápsulas!

Recuerdo cuando era niño, las caricaturas sugerían que el consumo de vegetales daba superpoderes: recuerdo las espinacas de Popeye y las zanahorias de Bugs Bunny.

Entonces algo debe haber cambiado porque la cinematografía ha comenzado a mostrar que los superpoderes son adquiridos por medio de la radiactividad y mutaciones genéticas, pienso en los 4 Fantásticos y Hulk, pero también en muchos de los personajes de dibujos animados más recientes, aquellos a quienes nuestros hijos ven frente a ellos en la televisión.

Desafortunadamente, el jugo de zanahoria cruda no cura del cáncer, pero la actitud mental, que es parte de esto, es la cosa más razonable por tomar para muchos pacientes, en lugar de intoxicarse con los venenos administrados por mis colegas.

Permíteme contarte una broma sobre la medicina occidental siguiendo la línea de lo que te he contado hasta ahora: así como un resfriado no es provocado por una deficiencia de aspirina, de la misma manera, ¡el cáncer no se debe a la falta de quimioterapia!

Una reflexión acertada, ¡no está claro por qué deberíamos sanar agregando a nuestro cuerpo algo que seguramente nunca necesitó!
Escucha, George, diría que hablamos lo suficiente de nutrición, pero al principio, también hablaste sobre la importancia del ejercicio físico.

Mas allá de los beneficios sobre el sistema cardiovascular y musculoesquelético, el ejercicio físico es esencial para la desintoxicación de los tejidos.

Seguramente, puedes desintoxicarte por medio del ayuno, a través de una dieta basada en vegetales crudos con un complemento alimenticio que reactive la fisiología correcta del cuerpo y las funciones de los órganos excretores. O mediante los muy ridiculizados enemas de café para la limpieza del hígado que ayudan a eliminar los desecho tóxicos de una masa tumoral que se está disolviendo, por medio de terapias destinadas a eliminar metales pesados como el quelante destinado a limpiar las arterias, a través de la sudoración en un sauna o tal vez por medio de acciones específicas como la extracción de amalgama dental y dientes desvitalizados... pero no puedes descuidar la desintoxicación más simple: mediante el ejercicio físico.

En nuestro cuerpo, el sistema linfático recolecta todos los desechos metabólicos celulares y los descarga en la sangre, que luego se limpia regularmente, pero ¿qué sucede si la linfa no fluye?

Puedes imaginarlo: los tejidos se obstruyen y te enfermas gradualmente.

¿Y cómo fluye la linfa en el sistema linfático si este último no cuenta con una bomba, como la que tiene la sangre?

Por supuesto, a través del movimiento de tus músculos.

Ahora comprendes la necesidad de una actividad física moderada para mantener el cuerpo limpio.

Algo que va mucho más allá de tener un buen aspecto tonificado para mostrarlo en público, algo que tiene mucho que ver con la salud.

Por otro lado, ni siquiera se tiene que exagerar con el ejercicio físico, y no me refiero a actividades competitivas en las que la repetición de movimientos consume la estructura cartilaginosa del cuerpo, pero quiero enfatizar el significado de fatiga que, como bien sabes, invade al cuerpo cuando los músculos comienzan a producir ácido láctico.

Si recuerdas la importancia de mantener un pH corporal adecuado, entenderás el trabajo para reequilibrar el pH que estás pidiendo al cuerpo cuando este ácido aparece en la musculatura, pero también los recursos que tendrá que consumir para ponerlo en acción.

La fatiga te dice que dejes de hacer ejercicio, nada más simple que eso.

Disculpa si sigo pidiendo ejemplos prácticos, pero ¿podría decirme una actividad física que sea adecuada para todos, idónea para estimular efectivamente un alto flujo del sistema linfático, sin producir ácido láctico en la musculatura?

Con un gasto mínimo, puedes adquirir un mini trampolín,

es una tela estirada sobre una estructura metálica circular que se puede encontrar en casi cualquier tienda de artículos deportivos.

Puedes comprar el más pequeño, con un diámetro de aproximadamente un metro, y subir exactamente en el medio sin zapatos. Luego tienes que balancearte hacia arriba y hacia abajo como si fueses a dar un salto en el aire, pero sin quitar nunca las plantas de los pies de la estructura.

Puedes hacer este ejercicio mientras miras televisión colocando el mini-trampolín frente al sofá; este pequeño equipamiento no es difícil de almacenar incluso cuando no se está usando, tal vez debajo de la cama o al junto a un gabinete.

Este ejercicio se conoce como "rebote", el más simple pero absolutamente suficiente si se practica incluso un par de veces al día durante diez minutos a la vez. En Internet, podrías encontrar muchas otras formas de uso para el mini trampolín.

Además, podrías hacer este ejercicio al aire libre: en esos mismos 20 minutos, la luz del sol satisfaría tu requerimiento diario de vitamina D y este simple ejercicio aeróbico también contribuiría a una mejor oxigenación de los tejidos del cuerpo.

Por favor, dame más información sobre este tema de oxigenación de tejidos que mencionaste anteriormente, me parece muy importante.

Me dijiste que el Dr. Warburg ha razonablemente atribuido el principio de degeneración celular, que da lugar a tumores, precisamente a la falta de oxígeno que desencadena un proceso en el que las células para sobrevivir comienzan a consumir azúcar en lugar de oxígeno…

… bueno, de hecho, las células siempre usan el azúcar como fuente de energía, pero cuando no tienen oxígeno disponible para quemarla en el proceso químico llamado "respiración", usan 18 veces más en un proceso llamado "fermentación": un desperdicio enorme que genera la gran cantidad de desecho metabólico que da inicio a la degeneración de tejidos.

Nunca me había preocupado de obtener suficiente oxígeno.

Por supuesto, sé que puedo quedarme semanas sin comer y días sin beber, pero solo unos minutos sin respirar, pero nunca tuve un problema con eso.

De hecho, ahora que lo pienso, la idea de que la oxigenación es el secreto para mantener el cuerpo sano no me sorprende ni un poco, después de todo, estamos compuestos principalmente de agua que, a su vez, es en gran parte oxígeno…

… ¡y el oxígeno constituye el 90% de la energía biológica que permite el funcionamiento del cuerpo!

De hecho, el oxígeno no es un tratamiento específico para ninguna enfermedad, sino que estimula el sistema inmune y crea un ambiente inhabitable para los microorganismos patógenos.

En detalle, puedo decir que el oxígeno nutre las células, crea energía, combate la fatiga, descompone las toxinas y los desechos metabólicos, aporta la energía necesaria para asimilar los carbohidratos, regula el pH del cuerpo, fortalece las defensas del sistema inmunológico y lucha contra organismos invasores.

Por lo tanto, todas las enfermedades crónicas degenerativas pueden contrarrestarse mediante la administración de oxígeno en cantidad adecuada, quizá ayudándolo a llegar a las células de los tejidos con un suministro de vitaminas: la vitamina C facilita el transporte de oxígeno en el citoplasma y la vitamina E a través de la membrana celular.

¡Es increíble la cantidad de cosas que estoy aprendiendo en esta

conversación!

Pero ¿cómo puedo alimentar a las células de los tejidos de mi cuerpo con oxígeno?

¿Hay una técnica de respiración que se puede seguir o debo inhalar desde un tanque de oxígeno?

Siempre considero útil una respiración que llene los pulmones tanto como sea posible, no a través del sistema respiratorio, aunque se puede pensar en oxigenar suficientemente las células de tus tejidos hasta el punto de revertir el proceso degenerativo de tu enfermedad.

Las llamadas "bioterapias oxidativas" implican la administración directa de oxígeno, absorbiéndolo a través de la piel en una cámara hiperbárica, o el uso de otros compuestos que lo liberan fácilmente.

Se utiliza ozono, se impregna en la sangre extraída del paciente y luego se administra de vuelta a la circulación, y también peróxido de hidrógeno, por vía intravenosa u oral.

¡Pero el peróxido de hidrógeno es agua oxigenada! ¿Me está aconsejando tomar peróxido de hidrógeno?

Escucha, el peróxido de hidrógeno en el cuerpo se separa

en agua y oxígeno.

La administración de peróxido de hidrógeno para uso terapéutico ha sido utilizada con éxito por más de 10 millones de personas en los últimos 170 años para aproximadamente cincuenta enfermedades diferentes.

Es la única administración de oxígeno que no requiere el apoyo de un médico y el peróxido de hidrógeno también facilita la liberación de oxígeno por la hemoglobina.

Debes buscar "peróxido de hidrógeno al 35% de grado alimenticio", porque el que se encuentra disponible en las farmacias es solo para uso externo; el protocolo marca la administración de un número creciente de gotas y luego una disminución de estas, siempre en un vaso de agua destilada, 3 veces al día.

La terapia dura aproximadamente un mes y medio y tiene un costo insignificante, lo probé en mí mismo solo para asegurarme de que no tuviera efectos secundarios y la única molestia era no poder comer antes y después de la ingesta de peróxido de hidrógeno para evitar que reaccione con los alimentos en el estómago y dañe las paredes.

¡Nunca dejas de asombrarme!

Entonces, ¿podría curarme del cáncer bebiendo peróxido de hidrógeno?

Mario, el peróxido de hidrógeno no es una cura contra el cáncer, pero puede alentar e incluso revertir la degeneración progresiva de los tejidos de tu cuerpo: a las células cancerosas no les gusta el oxígeno y la presencia de oxígeno en la masa tumoral lo hace aún más sensible a los efectos de radioterapia, lo que permite una reducción en el tiempo de exposición.

De hecho, parece ser que parte del efecto benéfico de la vitamina C es que reacciona con el cobre presente en la sangre y produce su propio peróxido de hidrógeno.

No obstante, ¿cómo es posible que el oxígeno no sea utilizado por la oncología médica?

Algunas clínicas usan la terapia de ozono, pero, en general, ninguna compañía farmacéutica tiene interés en financiar estudios e invertir recursos en experimentos sobre algo que no puede generarles ningún beneficio por no ser patentable.

No entiendo qué es lo que te sorprende, porque obtener un medicamento aprobado es muy costoso, el procedimiento como un todo tiene un costo aproximadamente de 150 millones de euros, y esto protege a las industrias farmacéuticas porque siempre pueden acusar a la medicina alternativa de usar "medicamentos no aprobados" y hacer creer al público que esto es sinónimo de "inseguro", mientras que la posibilidad de tener un medicamento aprobado es solo una cuestión económica.

Hoy en día todas las bioterapias oxidativas se consideran experimentales y su uso por parte de los médicos está prohibido, aunque más de 6,000 artículos sobre el tema están presentes en la literatura científica.

Después de todo, la historia recuerda a muchos médicos que administraron oxígeno para tratar diferentes enfermedades, donde notaron empíricamente la existencia de esta "Fuerza Vital" que devuelve la salud al cuerpo humano, pero nunca habiendo desarrollado un enfoque interdisciplinario que incluso podría servir como herramienta de prevención.

Así que, ¿sugeriría que intentara beber peróxido de hidrogeno?

Aun cuando el uso oral es controversial porque el oxígeno es una sustancia oxidante, se lo sugiero a cualquier persona que tenga una enfermedad degenerativa crónica y que no se haya sometido a ningún trasplante, de hecho, en el último caso, al reforzar el sistema inmune, se corre el riesgo de rechazar el órgano trasplantado.

No te sorprendas mucho, pero el peróxido de hidrógeno está presente en todas partes en la naturaleza: tanto en el agua de lluvia como en las fuentes marianas, así como en la leche materna (y aún más en el calostro) para estimular el sistema inmunológico del bebé y activar sus procesos metabólicos. En tu cuerpo es producido por granulocitos para protegerte de los patógenos, también regula las funciones tiroideas y las hormonas sexuales.

Sin embargo, por interesante que sea este tema, hemos invertido demasiado tiempo en él y no quiero que te hagas ninguna idea de que es una especie de "píldora mágica" porque, desafortunadamente, no existe.

Ahora tengo que hablarte sobre cómo mejorar tu enfoque mental de la enfermedad.

Me ha enseñado muchas cosas útiles para ayudar a mi cuerpo a recuperar su equilibrio.

Entiendo que la mayor parte de esta información no es de interés para las multinacionales de drogas, pero otros pueden encontrarle alguna aplicación en el campo de la medicina.

¿Cómo es posible que no haya clínicas con una orientación diferente?

Las hay, pero muchas veces tuvieron que ser transferidas a países con una legislación más tolerante: por ejemplo, casi todas las fundadas en los Estados Unidos ahora operan en México.

El hecho es que ningún médico esta autorizado a tratar a sus pacientes en base a descubrimientos propios: incluso bajo las leyes vigentes como el Dr. Stanislaw Burzynski, este investigador todavía está aislado en su clínica y se ha opuesto tanto como es posible. De hecho, los resultados obtenidos por Burzynski han obligado a la FDA a aprobar sus investigaciones, pero estas aún no están financiadas.

Además, dados los tiempos que la ley requiere para los experimentos, las cosas no son aún mejores con respecto a las metodologías ahora verificadas por diferentes institutos independientes: el tiempo que se requiere para la aprobación de un medicamento es entre 10 y 20 años y toma al menos 15 años para que los protocolos de medicina se actualicen con los últimos descubrimientos científicos.

Puede que no lo sepas, ¡pero la mayoría de los medicamentos de quimioterapia usados hoy en día fueron aprobados hace 30 años!

Además, la historia enseña que, incluso antes de legislarlo, la inercia del cambio requiere que pase mucho tiempo antes de que los descubrimientos se reflejen en la práctica: ¡debes saber que pasaron varios años después de que se descubriera la causa del escorbuto para que se convirtiera en un hábito llevar a los vasos los cítricos ricos en vitamina C!

Y pensé que me estaban tratando con técnicas de vanguardia... la verdad es que tengo que aprender a cuidar mi cuerpo como nunca lo había hecho antes, pero cómo debería haber aprendido a hacerlo desde que era un niño.
Ahora quiero saber todo sobre cómo volver a equilibrar mi mente.

COMO BALANCEAR LA MENTE

Muy bien, como siempre antes de continuar, quiero resumir en pocas palabras los conceptos relacionados con el equilibrio del cuerpo del que hemos hablado hasta ahora.

El cuerpo es una maravillosa máquina, y puedes abusar de él por mucho tiempo antes de enfermarte. La primera cura será detener comportamientos erróneos y después ayudar al cuerpo a recuperar su equilibrio suministrándole dosis importantes de los nutrientes de los que antes estaba privado y eliminando las sustancias que apoyan a la enfermedad, en tu caso específicamente el azúcar y la sal.

Las claves del bienestar del cuerpo son una dieta basada casi exclusivamente en vegetales consumidos crudos y en cantidades muy moderadas, para darle al organismo la posibilidad de purificarse, un poco de actividad física y suficiente tiempo al aire libre.

Y eso es todo.

Si volvieras a la dieta que comenzó el cáncer, lo más probable es que te enfermarías nuevamente.

Con el tiempo, refinarás el gusto por esta dieta "divina" y pensaras que todo lo que creías deseable no es digerible, solo tienes que seguir mis instrucciones con paciencia sin esperar tener que hacer un esfuerzo.

El trabajo que harás con la mente va a ayudarte, es un trabajo necesario porque necesitas saber que la mentalidad con la que enfrentas a la enfermedad es aún más importante que la dieta.

La mente juega un papel simbólico fundamental en el desarrollo de esta enfermedad y tiene el mismo poder incluso en el proceso de curación.

bioquímicamente conectado a él y, por lo tanto, es de alguna manera capaz de controlarlo. Sin embargo, no tengo las herramientas para hacer que mi mente funcione a mi favor.

Me siento estresado por la vida, lleno de pensamientos, a la merced de mis emociones…

Esta es la razón por la que a menudo encuentro útil en casos como el tuyo que busques el apoyo de algún consejero capaz y abierto a los temas cubiertos en este diálogo.

Sin embargo, esto no es absolutamente necesario, ya que hay varias herramientas psicológicas de autoayuda que pueden apoyarte conforme vas redefiniendo la forma en que tu mente ve el mundo.

No me sorprende en absoluto cómo te describes a tí mismo y te puedo asegurar que tienes una buena compañía: casi todos mis pacientes se sienten estresados, aunque objetivamente no deberían estarlo, o por lo menos no pueden estarlo.

La definición de enfermedad como una "experiencia estresante no procesada" se refiere, sin embargo, solo al aspecto emocional, mientras que prefiero ubicarla dentro de un contexto más amplio que incluya su expresión en el cuerpo físico, del cual ya hemos hablado, y sus causas espirituales, de las cuales vamos a hablar.

Ok, el estrés es una causa emocional que contribuye al cáncer.
Esto es lo que Walter me dijo cuando leyó la psiconeuroinmunología de Norman Cousins: parece que está completamente comprobado que el estrés inhibe el Sistema Inmune.
En cambio, me gustaría entender de usted cómo "podría" estar menos estresado con la vida que llevo, para estar más tranquilo debería alejarmede mis problemas y, sobre todo, de varias personas con las que me veo obligado a trabajar.

Te equivocas nuevamente, ya te he explicado que tu estrés no depende de circunstancias externas sino de la percepción que tienes sobre estas y la percepción es el filtro que tienes ante tus ojos y está bajo el control de tu sistema de creencias.

En última instancia, podríamos decir que el cáncer es el reflejo de un sistema de creencias que ya no es compatible con el cuerpo.

La explicación más simple es el escenario en el que se desarrolla la enfermedad porque inconscientemente vemos la muerte como la única solución posible a una situación que, de lo contrario, creemos no podríamos manejar.

Me platicó sobre las técnicas de psicología energética capaces de reescribir las creencias albergadas en mi inconsciente, primero practicando EFT.

En Internet, encontrarás mucho material, busca la herramienta correcta para ti: si no te sientes cómodo con EFT, puedes probar el BSFF o el Psych-K.

Todas son herramientas con las que puedes aprender a manejar tus creencias y, en consecuencia, vivir todas tus emociones de manera pacífica y sin que se conviertan en algo crónico y aburrido.

Al intervenir en el sistema de creencias, te encontrarás pensando de manera diferente y... bueno, ¿te mencioné que la realidad que nos rodea está determinada por pensamientos, palabras y obras?

Sí, lo mencionaste, te estaba viendo con cierta sospecha, pero ahora estoy un poco más inclinado a escucharte.

Hay una hermosa frase de Buda que dice: "Todo lo que somos es el resultado de lo que hemos pensado".

Esto significa que tu eres es la ley que regula a tu mundo, lo leí en un libro del Dr. John Randolph Price.

Los antiguos alquimistas habrían dicho que Isis escucha pensamientos recurrentes durante tu día y define tu estado mental acordemente, y luego usa su poder creativo para manifestar este estado hacia afuera a través de los eventos de tu vida.

Crear es un trabajo interno durante el cual conscientemente prestamos atención a una posibilidad que ya existe.

En otras palabras: experimentarás eventos que están en sintonía con lo que piensas con mayor frecuencia porque eres lo que piensa recurrentemente durante todo el día.

Es lo que afirma la Ley de la Atracción explicada de otra manera: mis pensamientos atraen en mi vida eventos que son similares a lo que estoy pensando y, por lo tanto, la estrategia más efectiva para hacer que suceda lo que deseo es que lo espero, así que seguramente el universo ya me lo está preparando.

Exactamente, el problema es que la mayoría de las personas no reconocen que tienen este poder creativo y crean al azar cambiando constantemente su enfoque: ponen si enfoque en algo, pero, sin tener la paciencia para esperar a que se manifieste en el mundo físico, pronto comienzan a pensar en otras cosas.

En términos alquímicos, podríamos decir que, de esta forma, dejan que el Principio Masculino de los demás fertilice la receptividad de su Principio Femenino.

Espera George, puedo aceptar que mi mente tiene el control sobre mi cuerpo a través del sistema endocrino, pero ¿ahora estás diciendo que también puedo influir sobe los eventos que suceden en el mundo, solo por la percepción que tengo sobre estos?

Me gustaría darte esta creencia porque te haría saltar hacia adelante, pero no es necesario para tu cambio en el camino hacia la curación.

Sin embargo, si lograste hacer esto tu idea, aceptarías todo con lo que crees que tienes que luchar, incluida la enfermedad, porque lo reconocerías como una mera proyección de tu inconsciencia.

Tus relaciones también se beneficiarán porque, en lugar de condenar a los demás, reconocerías que solo son espejos que te muestran ciertas partes de ti mismo que no amas y que es una oportunidad extraordinaria para mirarte y resolver tus problemas y ver como se disuelven incluso en otros.

Es una visión extremadamente poderosa de ti mismo y del mundo.

Lo creo, pero, por ahora, está más allá de las posibilidades de mi mente.

Estudié un poco de física cuántica y leí los experimentos que muestran una especie de conexión inexplicable entre partículas, el llamado "enredo", pero todavía me cuesta aceptar que las personas y las cosas también están conectadas entre sí, hasta el punto en que la realidad a mi alrededor depende de lo que yo piense.

Entiendo, es una forma de ver las cosas que me dan mucho poder, pero no puedo creerlo.

Como te expliqué, no es necesario incluso si tienes que saber que la medicina ayurvédica india ya enseñó que la conciencia genera materia.

Todavía puedes pensar en trabajar con EFT para modificar tu sistema de creencias para permanecer abierto a la posibilidad de que las cosas son así.

Piénsalo, solo estás renunciando a un esquema limitante.

Porque creo que tu racionalidad escéptica puede ser ayudada por un caso concreto, le diré el Ho'oponopono: una técnica simple y extraordinaria al mismo tiempo, que funciona correctamente según el principio de conexión mutua entre las personas.

Fue desarrollado por los chamanes de las islas hawaianas y se basa en el concepto de que los problemas no son los lugares, las situaciones y las personas que nos rodean, sino los pensamientos que tenemos sobre ellos: los problemas son solo "recuerdos dolorosos que regresan ", personales o prestados de las creencias colectivas que los sostienen en el mundo.

Por lo tanto, el enfoque del Ho'oponopono es limitarse a darse cuenta del problema y rezar a Dios, renunciando a todo control, para neutralizar el campo de energía en nosotros que asociamos con esa persona, lugar o cosa.

Tiene mucho que ver con "permitir" que algo suceda en lugar de "intentar que suceda".

Esto se hace repitiendo 4 frases mágicas: "Te amo, lo siento, perdóname, gracias" dirigido precisamente a Dios dentro de nosotros: elegimos, pero nos confiamos completamente a Dios que sabe lo que es mejor para nosotros. Prácticamente cancelamos los límites de intencionalidad.

De todas las cosas increíbles que me dijiste, ¡esta es la más extraña!

El ejemplo que estoy haciéndote es muy relevante para lo que estábamos hablando, porque a través del Ho'oponopono limpias la creencia dentro de ti que ha manifestado el problema que otros te están mostrando, ya llego a la razón por qué todo esto prueba una conexión entre las personas.

Hace años, un psicólogo, el Dr. Ihaleakala Hew Len, fue puesto al frente del hospital psiquiátrico de la isla por el gobierno hawaiano y resolvió muchos de los casos más difíciles sin siquiera conocer a los pacientes, pero simplemente pronunciando estas oraciones frente a sus registros médicos: estaba asumiendo la responsabilidad plena de la situación en que los enfermos estaban sufriendo porque se habían convertido en parte de su experiencia de vida y, por lo tanto, su curación dependía de sus pensamientos.

¿Y esperas que crea esta historia? ¿Cómo puedo tener pruebas de que es verdad?

Mario, lo leí en un libro muy agradable de Joe Vitale y encontré confirmación en otras fuentes, pero no espero que lo creas, ni intentaré convencerte de que su veracidad.

Tu racionalidad nunca te permitiría creer en ella por completo, incluso si a tomaras un avión a Hawái y lograras acceder a los archivos del hospital, primero debes hacer espacio a eventos como este en tu sistema de creencias.

Alguien dijo alguna vez que la fe del tamaño de una semilla de mostaza es suficiente para que todo sea posible, te digo que puedes obtener esa fe reescribiendo los patrones de creencia en tu inconsciente y que este no es un proceso difícil, pero, simplemente usando las herramientas adecuadas, tan solo toma tiempo y determinación.

Está escrito: "Recibirás según tu fe".
No sé qué decirte, George.
Quizás tenga razón, puede ser cierto que con el tiempo cambiaré lentamente y también podré aceptar lo que hoy me parece increíble.
Sin embargo, ¿dónde me aconseja comenzar?

Experimenta, experimenta, experimenta. Conviértete en un investigador.

Escucharme sin poner en práctica lo que digo es

permanecer sediento mientras miras un vaso de agua en lugar de beberlo. ¡No sirve para nada!

Prueba el EFT y el Ho'oponopono, intenta decir la frase "Ahora me acepto incondicionalmente" mirándote en el espejo y haz el útil ejercicio de mirar una hermosa foto sonriente de tu pasado durante 30 segundos y luego cierra los ojos e imagínate en ese cuerpo feliz.

Igualmente puedes comenzar con el pensamiento positivo más simple presentado por Louise Hay: llena la casa, la oficina y el automóvil con pensamientos positivos para que, al releerlos, puedas cambiar lentamente. El inconsciente se escribe con repetición paciente.

¿Quieres un consejo muy poderoso? Atrévete a comenzar las oraciones recordatorias con "Yo soy..." y luego siempre habla en el tiempo presente: no escribas, "que así sea", en lugar de eso escribe "así es".

Tal vez "Estoy curado", ¿qué dices?
¡Solo de pensarlo, parece que escribo una mentira!

Si esto es sentimiento que experimentas al escribir esa oración, simplemente significa que aún no estás listo para escribirla y que, desafortunadamente, aún no estás yendo en esa dirección.

Siempre ten en cuenta las palabras de Neville Goddard: "No atraes lo que quieres, sino lo que crees que es verdad" o, si lo prefieres, la versión aún más exigente del Dr. Wayne Dyer: "No atraes lo que quieres, atraes lo que eres ".

Personalmente encuentro este concepto extraordinariamente expresado en las palabras del Maestro Sri Nisargadatta Maharaj "Las cosas no suceden porque yo hago que sucedan, sino porque yo soy", hacen la idea de que para experimentar algo debemos "ser" esa cosa a través de un acto de voluntad y que, en consecuencia, el ser humano se convierte en lo que cree ser.

Puedes empezar con una anotación como "Estoy en el camino hacia la curación" que puede ser aceptable para ti y que no puede ser contradicho por un posible resultado de un examen clínico que exactamente no refleje lo que deseas.

La idea es que ya has obtenido lo que quieres en el momento en que lo pides y que solo tienes que esperar a que aparezca en el plano físico, solo tienes que ponerte en la posición de estar preparado para recibirlo.

Recuerda que eliges lo que quieres insertándote en el flujo

divino y deja que Dios cree lo mejor para ti, para luego aceptar cualquier resultado sin apego a tu elección inicial.

Y todo debe hacerse siempre, siempre, siempre con extrema gratitud.

Aquí inventas algo nuevo, aprendí a reconocer esa mirada cuando levantas los ojos y me miras como si hubieras dicho algo muy importante.

Te estoy escuchando, cuéntame sobre la gratitud.

Es una de las claves más fundamentales para el éxito del trabajo mental: debes demostrar gratitud por haber recibido lo que es mejor para ti y debes hacerlo en el momento en el que lo estas pidiendo, antes de ver resultados.

Me pides algo imposible: la gratitud se demuestra ante la satisfacción y no estoy curado, ¡no puedo sentirlo de antemano!

Y, de todos modos, no puedo sentir estas emociones al mando.

Tendrás que aprender, ya te he explicado que cambiar lo que experimentas puede cambiar las cosas.

Las técnicas mentales pueden ayudarte a encontrar una justificación de lo que decides sentir emocionalmente; recuerdo un seminario de la pareja Hicks que alentó una especie de diálogo entre ellos con el objetivo de encontrar motivaciones para el estado mental elegido de antemano.

Experimenta gratitud porque en este preciso momento has empezado un proceso irreversible de sanación dentro de tu cuerpo, experimenta gratitud porque Dios te ha dado una oportunidad extraordinaria para crecer a través de esta enfermedad, experimenta gratitud por haber descubierto que eres el responsable de tu salud, experimenta gratitud porque hoy es el primer día de tu nueva vida.

Como puedes ver, no necesitas un evento para estar agradecido, es suficiente que lo desees.

Personalmente, creo que "estar agradecido" es uno de los verbos inevitables, más allá de cierto nivel de crecimiento personal, junto con otros como "amar", "perdonar", "agradecer", "bendecir", "honrar", "consagrar" y "celebrar". Y, si es cierto que nuestras experiencias determinan nuestro estado emocional y nuestros pensamientos, ahora te enseñare una técnica extraordinaria: corregir tus recuerdos.

La idea básica es borrar un recuerdo desagradable inventando uno de imaginario y reemplazándolo en la memoria: por la noche, revisa tu día reescribiendo los encuentros y diálogos que experimentaste, pero de los que no está satisfecho, corrígelos como prefieras y revívelos a tu propio ritmo en los más pequeños detalles emocionales.

Has que las personas te digan lo te gustaría que te dijeran y luego ve más allá, escribiéndote a ti mismo cartas con las palabras que te gustaría recibir de ellos... en poco tiempo, ¡otros testificarán con sus acciones sobre el cambio que sucedió dentro de ti y las diferentes formas en que aparecen en tus ojos!

¿Quiere decir que, si incorporo detalles inventados, será como si los hubiera vivido?

Tienes absolutamente que probar un ejercicio que Rhonda Byrne sugiere en uno de sus libros: escribe la lista de tus diez deseos más bellos como si ya se hubieran hecho realidad, es decir, en la forma "Gracias, gracias, gracias por..." ¡y continua con el deseo!

Luego, para cada una, responde estas tres preguntas: "¿Qué emociones sentiste cuando tu deseo se hizo realidad?", "¿A quién se lo dijiste primero y cómo se lo contaste?", "¿Qué fue lo primero que hiciste tan pronto realizaste tu deseo?".

De hecho, estas preguntas t llevan ingeniosamente a vivir tu deseo como si ya se hubiera hecho realidad, tanto del punto de vista emocional como sensorialmente.

Todavía recuerdo lo bien que me sentí después de hacer este ejercicio, fue una experiencia significativa que difícilmente olvidaré.

¡No puedo creerlo!

No solo puedes, sino que también debes; porque te sienta bien.

Liberar tu mente de los límites que no te permiten creer este tipo de cosas, te permite entrar en un mundo fantástico, a tu disposición si dejas de renunciar a él.

Un mundo en el que una visualización es una herramienta terapéutica porque puedes "ver" los sistemas de tu cuerpo volviendo al equilibrio y puedes ayudar a tu sistema inmunológico simplemente imaginando que ataca y destruye las células tumorales débiles.

En principio, la visualización es capaz de soportar todos los mecanismos de defensa del cuerpo identificados por el Dr. Josef Issels: el sistema inmune de linfocitos y anticuerpos, los órganos de desintoxicación (intestino, piel, riñones e hígado), las bacterias del tejido epitelial que cubren las cavidades del cuerpo y el tejido conectivo que elimina toxinas y microorganismos dañinos.

Estas técnicas se han practicado con éxito durante décadas, incluso en psicodinámica.

Escucha, el concepto de "remisión espontánea" debe ser explicado, requiere una causa: todos los casos de remisión espontánea ocurren en pacientes con una actitud positiva y esto ha llevado al desarrollo de técnicas mentales y de visualización.

Eso es todo, para un enfoque más estructurado, puedes leer libros del Dr. Carl Simonton o puedes asistir a uno de sus seminarios donde aprenderás la importancia de hacer lo que te gusta y los beneficios que esto aporta a tu Sistema Cuerpo-Mente, como lo enseña la Psico-Neuro-Endocrina-Inmunología (PNEI).

Recuerda que el punto no es lo que debería ser una visión, sino todo lo que esta puede hacer, eso es lo único que importa.

La lista de nombres que estoy escribiendo se está alargando y creo que todavía debes hablar sobre cómo equilibrar el espíritu, estoy escuchando.

COMO BALANCEAR EL ESPÍRITU

Confiando en que ya no tienes ninguna duda sobre el poder que tu mente puede ejercer sobre tu cuerpo y, que también estás dispuesto a considerar los efectos de tus pensamientos sobre los eventos de tu vida, ahora quiero hablarte sobre meditación y oración.

Walter me explicó que la meditación es la desintoxicación de la mente y que es muy útil para liberar el estrés que debilita el sistema inmunológico.

Estoy totalmente de acuerdo con Walter, pero ahora me gustaría llevarte un poco más allá, reconectarte a lo que te dije antes e invitarte a un estado de meditación en el que prepares tu futuro con la mente y luego dejes ir toda resistencia, y confiándote a ti mismo que lo que deseas ya existe y que no debes "hacer que suceda" de ninguna manera.

Esta es una forma de ver las cosas, en general es la menos interesante.

De hecho, me gustaría que aprovecharas el estado de meditación justamente para distanciarte de tu mente, entendida como ego, personalidad, y alcanzar una especie de "Conexión con tu Ser Superior, con Dios".

El ego es el resultado de nuestras experiencias de vida que nos hacen creer que somos lo que tenemos, lo que hacemos y lo que otros piensan de nosotros... ¡y estas ideas son la base de nuestros patrones diarios!

En cambio, cada uno de nosotros es una chispa divina sagrada a través de la cual Dios se experimenta a sí mismo, pero, respondiendo a tu pregunta, puedes evitar creer en todo esto y limitarte a usar la meditación y la oración como técnicas destinadas a cumplir tus deseos.

Si hoy estás en este punto de tu viaje personal, me limitaré a decir esto, seguro de que será la práctica la que te permitirá una comprensión más profunda de lo que estabas haciendo: una acción para reequilibrar tu energía espiritual.

Gracias por no esperar demasiado de mí, dame una guía sobre cómo practicar la meditación de la más simple manera posible poder beneficiarme ¡sin tener que creer que tengo a Dios dentro de mí!

Muy bien, llegará el día en que querrás saber algo más.

Te aconsejo usar la Meditación Vipassana, cuyo objetivo es desarrollar la máxima atención a todos los estímulos sensoriales y mentales. Te invito a comenzar con dos ejercicios que resaltan cómo se encuentra tu conciencia fuera de tu mente: en el primero, simplemente tienes que observar tu respiración sin cambiarla y, en el segundo, esperar el primer pensamiento que viene a tu mente y reconocerlo.

La dificultad no es practicar durante unos segundos, sino hacerlo durante unos veinte minutos: pronto ya no tendrás control de ti mismo y tu cabeza se perderá detrás de algo. No te preocupe y ni te condenes a ti mismo por algo que es absolutamente normal, pero en cambio vuelve lentamente al ejercicio dejando ir el pensamiento que te distrajo.

¿Eso es todo?

¿Y qué debo esperar después de haber dedicado veinte minutos al día a estos ejercicios?

El objetivo es alcanzar un mayor estado de "presencia", la conciencia de que la vida es ahora y que esta es la única realidad, mientras que generalmente sufrimos por un pasado que ya no existe y nos preocupamos por un futuro que la mayoría de las veces nunca sucederá.

Si lo piensas, gran parte del sufrimiento que surge de un evento se experimenta con solo volver a pensarlo y, de manera similar, la preocupación por un futuro temido es a menudo peor incluso que el momento en que tuviste que experimentar esa eventualidad.

Absolutamente debes leer las obras de Eckhart Tolle.

Recuerdo un ejemplo en el que invitó a las personas a vivir conscientemente cada momento de su vida cotidiana, incluso aquellos momentos en que se llevaron un vaso de agua a la boca, sin querer estar en el momento en que sus labios habrían descansado en el borde del vaso.

Y al practicar la meditación podría desarrollar esta atención vigilante que me permitiría darme cuenta de que, en el momento presente, no hay ningún problema, ¿sino simplemente mi existencia?

Exactamente. El conocido "Yo Soy", tan inefable que solo puede definirse por exclusión: "Eres lo que queda después de haber excluido todo lo que no eres".

Es interesante, pero tengo la idea de que el control de la mente requiere un duro entrenamiento de muchos años. Me imagino las largas sesiones de los monjes tibetanos en busca de la iluminación …

La mente trabaja por asociaciones y salta continuamente de un pensamiento a otro como un mono.

Apagar la "charla mental" requiere un esfuerzo mayor que tus propias habilidades, limítate a observar la mente en su forma de pensar y luego imagina los pensamientos que has hecho como globos, ¿los dejarás ir hasta que los veas perdidos en el cielo, o como barcos que se alejan en el horizonte hasta que desaparecen.

Reemplace el esfuerzo con el suave soltar, pero, sobre todo, saca de tu cabeza que la iluminación es un estado que se debe alcanzar con un entrenamiento muy largo; este tipo de ideas satisfacen enormemente a la mente, pero posponen el logro de la meta al enfocarse en pasos intermedios que no existen: la iluminación está disponible aquí y ahora, renunciando a la anticipación que da inseguridad y la memoria que trae infelicidad.

George, realmente comienza a serme difícil el seguirte incluso si, observando cualquier cosa a mi alrededor, me doy cuenta de cuántos recuerdos asocio con ellos... entiendo que el objetivo es mirar al mundo por lo que es, "volverse un niño", antes de que la mente reuniera todas esas categorías que usa para filtrar la información que recibe de los sentidos.

Muy bien, seguiré tus instrucciones sobre meditación y haré esta experiencia.

Pero ahora dime algo acerca de la oración, siempre me ha fascinado Marcos 9:23 que dice: "Todas las cosas son posibles para el que cree".

Si has leído el Evangelio de Marcos, en el capítulo 11:24 también ofrece la fórmula para obtener todo lo que quieras: "Por lo tanto, le digo, lo que pida con las oraciones, crea que ya lo ha recibido y lo obtendrás".

Me figura parecido a lo que ya te dije cuando hablamos de las técnicas mentales, ¿qué te parece?

De hecho, Gregg Braden trata la oración como una técnica y la llama la "tecnología olvidada de la oración".

Precisamente en este sentido, recuerda que la oración no tiene nada que ver con el murmullo diario de la mayoría de las personas, ya que no es un acto de voluntad en el que imploras a Dios que realice tus propios deseos, es una cuestión de reconocerte a ti mismo como siendo lo que quieras.

Hermosas palabras, pero ¿cómo sugieres que comience esta práctica?

Comienza utilizando el poderoso estado de somnolencia que surge antes de dormir, para prolongar durante toda la noche los sentimientos de satisfacción que te invito a probar, y verte satisfecho por la realización de tus deseos.

No te imagines desde afuera, como si te estuvieras viendo en una película, pero desde dentro de tu cuerpo con toda la riqueza de la estimulación sensorial del entorno que te rodea: mira las formas y los colores, escucha los sonidos, y aprecia el sentido del tacto... pero sobre todo prueba emocionalmente lo que experimentarías si todo hubiera salido como lo deseas, aquí y ahora.

Recuerda mantener vivo y enfocado el pensamiento, fijado en una dirección, que tu mente debe estar dominada por ese único sentimiento, que es la realización de tus deseos.

Entonces, el sentimiento es el secreto para escuchar una oración, es la levadura la que permite el ejercicio del Poder Creativo.

En la práctica, debería disciplinarme para experimentar solo los sentimientos que contribuyen a mi felicidad, observar mis pensamientos y elegir con qué nutrir mi mente, en lugar de ser una víctima del automatismo mental habitual.

Ahora finalmente entiendo el sentido del ejercicio de meditación que me explicaste hace un rato...

Una observación acrítica de ese diálogo interno que habla incesantemente en nuestras cabezas también nos revela las creencias a través de las cuales vemos el mundo, podríamos decir que este diálogo se manifiesta literalmente en lo que sucede a nuestro alrededor.

Mario, puedes hacer milagros manteniendo el control de tus pensamientos sin condenarlos y reemplazando el diálogo mecánico interno habitual por uno consciente, basado en la sensación de que tus deseos se han satisfecho.

Bien, abriste una puerta frente a mí, pero no sé si estoy listo para pasar por ella.

Escucha, George, hablamos por mucho tiempo y aprendí muchas cosas, la mayoría de las cuales me reservo el derecho de revisar e investigar, pero si nuestras funciones se invirtieran y tu estuvieras a este lado del escritorio, ¿qué harías para mejorar este diálogo con la práctica?

TEN UN BUEN VIAJE

Yo aceptaría el desafío y emprendería mi viaje de sanación personal, en todos los niveles, con el apoyo de la verdad que sugiere estas simples palabras evangélicas: "Tus cuerpos se convierten en lo que comes, así como tus pensamientos se convierten en tu espíritu".

Del tiempo pasé hablando, intentaré llevarme a casa un poco más de lo que estoy listo para aceptar en este momento, como cuando un atleta intenta hacer un poco más de lo que sabe que puede hacer.

Sabes Mario, creo en todo lo que te dije, pero, de buena fe, podría haber estado equivocado en algo o incluso podría haberte dado información que no es adecuada para ti en este momento.

En cualquier caso, te insisto que no "tires al bebé junto con el agua de la bañera" y permanece abierto a todas las posibilidades, incluso a aquellas que hoy te pueden parecer increíbles.

¿Cómo puedes ser tan indiferente al hecho de que algo sea verdadero o falso?

Al escucharte hablar, pareciera ser que para ti no es tan malo creer y basar tus decisiones en algo que algún día pudiese ser probado como incorrecto.

La misma ciencia, a la que tanto aprecias, es una sucesión de teorías que se cambian periódicamente: primero, el mundo es plano y luego esférico, al principio, el sol gira alrededor de la tierra y luego viceversa... ¿es esta una razón de escándalo?

Prefiero ver la verdad desde el punto de vista de su utilidad: cada verdad que ya no es funcional se convierte naturalmente en el humus en el que se arraiga y del que se alimenta una verdad superior posterior.

Y este es un proceso muy individual en el que es inapropiado interferir.

Pero me explicaste cosas que cambiaron radicalmente mi forma de ver el mundo, interferiste enormemente en lo que puedo definir como "mi verdad sobre el mundo".

Me enseñaste que el diagnóstico de una enfermedad puede ser el comienzo de un largo proceso de aprendizaje en el que la opción de sobrevivir es una experiencia de conversión a la profundidad de la vida.

Soy parte de tu mundo, y como el destino no existe, el papel que juego en tu vida no podría ser diferente de lo que fue.

Además, tengo la idea de dejar que todos experimenten su propia Verdad y cosechen los beneficios, a fin de que evolucionen a su propio ritmo sin ser atacados intelectualmente por nadie más en ese tipo de guerra mental que es el intento de convencerte.

Me gusta considerarme "a tu servicio", como todo ser humano debería estar para el resto de la humanidad.

Para mí, compartir mis creencias es una forma de experimentar lo que soy a través de mi expresión; este es el sentido principal de "dar", opuesto a la locura de "debo convertirme" característico del Ego.

Entonces, déjame preguntarte una vez más qué debo hacer cuando salga de tu oficina.

¿Qué es lo más importante que debo recordar?

Podría llenarte de buenos consejos, recordándote que veas a todos con gratitud y que multipliques las relaciones interpersonales que te parezcan agradables, pero también sugiriendo que predispongas la comida cruda y nutritiva sobre las de pocas calorías-proteínas-azúcar-grasas y masticando hasta que el alimento se vuelva líquido, reactiva tu circulación con momentos de agua fría durante una ducha caliente y frecuentemente frota tu cuerpo con una toalla... pero quiero que no olvides lo más importante: ganarle al cáncer es una decisión y debes decidir, porque cada paciente tiene el mejor médico dentro de sí mismo.

Y en tus decisiones, te aconsejo en primer lugar que seas "un buen animal", dando prioridad a lo que te haga sentir bien.

Minimiza el tratamiento médico, apoyándolo con pensamientos positivos y buena nutrición y... ¡haz planes a largo plazo para tu futuro!

No, espera. Por favor expliquese.

¿Qué quiere decir con "minimizar el tratamiento médico"?

Me pareció que estabas en contra de la quimioterapia porque solo reduce la masa tumoral, que es solo un síntoma de cáncer y, al mismo tiempo, agrava la intoxicación y, por lo tanto, el desequilibrio del cuerpo.

¿Y qué hay de los planes a largo plazo?

Recuerdas exactamente lo que te dije: los tumores son solo las manifestaciones de cáncer y Paracelso tenía razón al argumentar que eliminar los síntomas de la enfermedad es como limpiar la nieve de la puerta principal en un intento de evitar el invierno.

Sin embargo, también expliqué que en algunos casos una masa tumoral puede ser peligrosa y que una gran cantidad de células degeneradas contribuyen a mantener el organismo en un estado de desequilibrio.

Estas son las razones por las que no excluyo la utilidad de la cirugía, la quimioterapia y la radioterapia, sino que sugiero un uso responsable y consciente, y solo después de comprender la importancia de la alimentación y la higiene mental, así como el ejercicio físico.

En cuanto a los planes a largo plazo... bueno, ¡es solo una estratagema para asegurarse de que tu mente ni siquiera considere la posibilidad de que no estés presente en unos pocos años!

Por ejemplo, podrías decirte a ti mismo: "¡Debo estar presente para la graduación de mi hijo!"

Hemos hablado extensamente sobre el poder del inconsciente, en la práctica, obtienes el efecto exactamente opuesto a cuando un colega mío te dice que te quedan 6 meses de vida.

Sin embargo, recuerda que el cáncer no es una sentencia de muerte: puede sanar por completo y también vivir con él durante mucho tiempo con una excelente calidad de vida, solo es cuestión de apoyar las habilidades de autocuración del cuerpo, siempre teniendo en cuenta que la paciencia es la única asistente de la madre naturaleza.

Sí, sí, pero todavía me siento ignorante y no tengo ganas de tomar la responsabilidad de mi salud hasta el punto de contradecir a sus colegas.

Sigue hablando del sentido común, pero con el sentido común, no encuentro respuestas a todo.

Te daré un ejemplo: durante el verano, me gusta beber agua muy fría, ¿me duele? ¿Cómo puedo entenderlo con sentido común sin el conocimiento del cuerpo humano que tiene un médico?

¿Qué crees que un médico sabe más sobre ti en el ejemplo que hiciste?

También pienso solo con sentido común.

Se sabe que cuando se ponen en contacto dos cuerpos de diferentes temperaturas, después de un tiempo alcanzan la misma temperatura: si sacas la mantequilla del refrigerador y la pones sobre la mesa, después de un tiempo se calentará.

Bueno, de manera similar si como o bebo algo a una temperatura diferente a la de mi cuerpo, mi cuerpo tendrá que hacer un trabajo para llevar esta comida a la temperatura corporal.

Esto es lo único que sucede y puedes entenderlo por ti mismo: cuando bebes agua fría y obligas a tu cuerpo a calentarla esto consume algunos de los recursos de tu cuerpo.

Por lo tanto, es mejor no hacerlo, especialmente en tu caso porque ya estás debilitado.

Ahora también comprende la razón de la congestión: un choque térmico después de un gran trabajo al que sometiste a tu cuerpo, que no pudo manejar con los recursos disponibles.

Todo tiene una explicación simple, a menudo accesible con sentido común y sin ningún conocimiento específico.

Frecuentemente, pero no siempre.

No, no siempre.

De hecho, en un caso tan delicado como el tuyo, recomiendo un equipo de personas de apoyo que trabajen en nutrición, suplementos alimenticios, desintoxicación y ejercicio.

Rodéate de personas positivas y terapeutas que desarrollen tu independencia y no tengan miedo de contradecir a la clase médica: se contradicen continuamente sin siquiera darte excusas.

Recuerdo los comerciales de televisión de hace unas décadas en los que los médicos estadounidenses anunciaban cigarrillos Philip Morris, fumando con una bata blanca en su oficina.

Hoy, incluso a los pacientes no se les permite fumar en el consultorio del médico, y en el futuro, espero que los médicos tengan prohibido mantener actitudes perjudiciales para la salud, incluso en la vida privada.

De hecho, un médico fumador y con sobrepeso que profesa "Haz lo que digo y no lo que hago" transmite un mensaje ambiguo e inconsistente a su paciente.

Ahora también me doy cuenta de lo importante que es para el paciente elegir a su médico: consciente de su ignorancia, siente la necesidad de

Es tu derecho cuestionar todo lo que le digan mis colegas y yo mismo, especialmente cuando te enfrentas a un comportamiento contradictorio; leí sobre una encuesta que mostró que el 70% de los oncólogos no se someterían a quimioterapia, ni la recomendarían a un pariente.

Es una situación similar a la de un asesor financiero que se encuentra vendiendo productos de seguros que él mismo no compraría.

Infórmate sobre el éxito del tratamiento que se te ofrece para tu enfermedad específica en el hospital que te está tratando, te lo debes a ti mismo y a las personas que se preocupan por tu salud.

No te avergüence de preguntar y sospechar ante una respuesta evasiva o incluso agresiva: los médicos a menudo reaccionamos mostrándonos molestos al no responder una pregunta que resaltaría nuestra ignorancia en las terapias alternativas e incluso sin estar preparados para lo que proponemos. Tememos que el paciente que quiera saber qué se le está administrando porque no sabemos exactamente lo que estamos haciendo y tememos que lo note.

¡Me estás enseñando a desconfiar de los médicos como lo hago de mi compañía de seguros!

Depende del significado que le atribuyas al término "ser cauteloso".

Creo que todos los médicos actúan de buena fe cuando consideran hacer su trabajo como un engranaje en un mecanismo más complejo.

Lamentablemente, sin embargo, pueden operar de manera limitada a las indicaciones recibidas del Ministerio de Salud, que está fuertemente condicionado por los intereses económicos de las compañías farmacéuticas.

De esta manera, los médicos carecen de la visión general que les permitiría comprender las causas de la enfermedad; aquel según el cual la enfermedad nace en la mente y solo más tarde se manifiesta en el cuerpo, todo de acuerdo con los planes del espíritu.

Te invito a preguntarte, junto con tu médico, sobre los costos y beneficios de cada terapia que te ofrece. Sólo eso.

Sí, eres bueno para decir "solo eso", pero no es fácil para mí.
A veces parece que olvidas que, desde que descubrí que estaba enfermo, estoy experimentando un momento de crisis profunda.

En el idioma chino, el término "crisis" se escribe utilizando dos ideogramas distintos, el primero significa "peligro" y el segundo "oportunidad".

Al pasar por esta enfermedad, tienes la mayor oportunidad de ver la vida de una manera diferente; muchos pacientes con cáncer afirman que el cáncer fue la mejor enseñanza de la que podrían beneficiarse para cambiar su estilo de vida y, lo transforman en una oportunidad para el crecimiento personal, lo definieron como lo mejor que les ha pasado a ellos, a la familia y amigos que compartieron la experiencia.

El cáncer puede sanar la vida enseñándote a comprenderla, a través de la responsabilidad y la gratitud por todo lo que vivimos.

Recuerda que la experiencia no es lo que te sucede, sino lo que haces como resultado de lo que te sucede.

Es una alarma para el cambio y no un castigo.

Mientras me hablabas, ahora mismo, capté una especie de perfección en esta enfermedad.

Por un momento, podría haberlo llamado "apropiado para mí en este momento".

Sé que puede sonar tonto, pero usaría el término "milagro".

Todo en la vida es un milagro para quienes creen en él, nada es para quienes no lo creen.

Solo tienes que elegir de qué lado estás y, en consecuencia, vivir la vida que has elegido.

Aprendí un juego que practico cada vez que lo recuerdo durante el día: simplemente me digo: "¿No es maravilloso?" teniendo cuidado de suspender la racionalidad, que inmediatamente pregunta a qué demonios me refiero como algo tan maravilloso.

El objetivo es cambiar lentamente mi percepción del mundo usando un filtro que me hace ver todo como maravilloso y todo toma la apariencia de un milagro en mis ojos.

El poeta Kahlil Gibran escribió: "La forma en que vemos las cosas depende de nuestro estado mental y cuando vemos magia y belleza en ellas, en realidad están en nosotros".

Mario, sé que creer todo lo que te dije es aterrador porque nuestra comunidad no apoya a quienes no se someten a sus reglas, pero si no comienzas a manejar tu realidad, quedarás a merced de ella.

Te di nuevos ojos para ver el mundo y es un gran mundo

para vivir.

Créeme.

Te creo, George.

Te creo.

AUTORES DE REFERENCIA

Durante este diálogo se mencionaron varios autores: se enlistan a continuación en orden alfabético para la conveniencia del lector interesado en futuras investigaciones.

Athias, Gérard

Beard, John

Braden, Gregg

Budwig, Johanna

Burzynski, Stanislaw

Buteyko, Konstantin

Byrne, Rhonda

Caisse, René

Campbell, Colin

Clark, Hulda

Cousins, Norman

Craig, Gary

Dwoskin, Hale

Dyer, Wayne

Ehret, Arnold

Gerson, Max e Charlotte

Gibran, Kahlil

Griffin, Edward

Goddard, Neville

Hamer, Ryke Geerd

Hay, Louise

Hellinger, Bert

Hew Len, Ihaleakala

Hicks, Esther e Jerry

Hoxsey, Harry

Howell, Edward

Issels, Josef

Jung, Carl Gustav

Kelley, William Donald

Krebs, Ernest

Lammers, Willem

Lipton, Bruce

Livingston, Virginia

Maharaj, Nisargadatta

Mereu, Gabriella

Nims, Larry

Pasteur, Louis

Pauling, Linus

Price, John Randolph

Rainville, Claudia

Rife, Royal Raymond

Schützenberger, Anne Ancelin

Simoncini, Tullio

Simonton, Carl

Tolle, Eckhart

Vitale, Joe

Walsch, Neale Donald

Warburg, Otto

Young, Robert

Zeland, Vadim

(Escrito entre verano y otoño del 2012)